R. M. A. Suchenwirth et al. (Hrsg.)

**Neurologische Begutachtung
bei inadäquaten Befunden**

W0067674

Neurologische Begutachtung bei inadäquaten Befunden

Befund und Befinden

Herausgegeben von
R. M. A. Suchenwirth, G. Ritter und B. Widder

Mit Beiträgen von
H. Altenkirch, J. C. Aschoff, K. Foerster, B. Huhn, M. Koltzenburg,
W. A. Nix, H.U. Puhlmann, C.D. Reimers, K. Reiners, G. Ritter, F. Schröter,
R. M. A. Suchenwirth, R. H. R. Suchenwirth, B.Widder

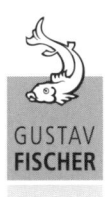

GUSTAV
FISCHER

Ulm   Stuttgart   Jena   Lübeck

Adresse der Herausgeber

Prof. Dr. med. R.M.A. Suchenwirth
Seestr. 12
82211 Herrsching, Breitbrunn

Prof. Dr. med. G. Ritter
Robert Koch Str. 40
30075 Göttingen

Prof. Dr. med. B. Widder
Bezirkskrankenhaus
89512 Günzburg

1. Auflage September 1997

Die Deutsche Bibiothek - CIP-Einheitsaufnahme

Neurologische Begutachtung bei inadäquaten Befunden : Befund und Befinden / hrsg. von R. M. A. Suchenwirth ... Mit Beitr. von: H. Altenkirch ... - 1. Aufl. - Ulm ; Stuttgart ; Jena ; Lübeck : G. Fischer, 1997
    ISBN 3-437-51018-5

Lektorat: Frau Dr. med. Rose-Marie Scholz
Herstellung: Frau Inge Fischer
Satz: Sibylle Egger, Stuttgart
Druck und Einband: Franz Spiegel Buch, Ulm
Umschlag: SRP GmbH, Ulm
Printed in Germany

Vorwort

Die Gutachterkommission der Deutschen Gesellschaft für Neurologie hat es sich zur Aufgabe gemacht, in regelmäßigen Kolloquien Teilgebiete der Begutachtung aufzugreifen, die dem Gutachter erfahrungsgemäß besondere Schwierigkeiten bereiten. Ein solches stellen Befindensstörungen mit geringem oder völlig fehlendem objektivierbarem Organbefund dar. Ihre Bedeutung unterstreicht, daß sie einen Großteil der vor Gerichten zur Verhandlung kommenden Streitfälle ausmachen. Beschwerden ohne adäquaten körperlichen Befund werden bei zahlreichen bekannten Krankheitsbildern und Organschäden geklagt. Der Untersucher stellt dann immer wieder überrascht fest, wie unterschiedlich seitens der Probanden damit gelebt (und gelitten) wird. Für Irritationen sorgen jedoch auch bislang nur unzureichend abgeklärte, anscheinend neue Krankheitsbilder, die von Probanden und einer Reihe von Ärzten geltend gemacht werden. Wie soll sich der Gutachter in dieser Situation verhalten? Handelt es sich wirklich um neue Krankheiten oder lediglich um neue Erscheinungsweisen wohlbekannter, im Laufe der Zeit immer wieder anders benannter Beschwerdebilder wie z. B. der um die Jahrhundertwende so häufig festgestellten Hysterie, später der Neurasthenie?

Das vorliegende Buch hat es sich zum Ziel gesetzt, den oft erstaunlich großen Kontrast zwischen objektivem Befund und subjektivem Befinden von verschiedenen Gesichtspunkten her zu beleuchten. Entsprechend den unterschiedlichen Fragestellungen bei Begutachtungen werden mehrere Themenkomplexe bearbeitet: Zum einen die Bewertung fokaler und generalisierter Schmerzsyndrome, zum anderen die Einschätzung psychischer und psychoreaktiver Störungen nach Unfallereignissen und im Rahmen der Krankheitsbewältigung. Darüber hinaus wurde die Gelegenheit benutzt, um „neue Krankheiten" wie die Fibromyalgie, das Chronic-Fatigue-Syndrom oder die Multiple Chemical Sensitivity durch Sachkundige bewerten zu lassen. Die medizinische Wissenschaft ist bekanntlich keine Ansammlung von Fakten, sondern ein sich kontinuierlich verändernder Prozeß. So gilt es immer wieder neu abzuwägen und dem Gutachter nach dem jeweils aktuellen Wissensstand möglichst klare Aussagen an die Hand zu geben.

In diesem Sinne mag das Buch, das sich auf die Referate und die gründliche Diskussion während der 9. Jahrestagung der Gutachterkommission der Deutschen Gesellschaft für Neurologie stützt, eine Hilfe für jeden sein, der mit Gutachten zu tun hat – sei es als Auftraggeber, als Gutachter oder als unmittelbar Betroffener.

August 1997

R. M. A. Suchenwirth   G. Ritter   B. Widder

Anschrift der Autoren

Altenkirch, Holger, Prof. Dr. med., Chefarzt der Neurologischen Abteilung
Krankenhaus Spandau, Akademisches Lehrkrankenhaus der Humboldt-Universität zu Berlin,
Lynarstr. 12, 13578 Berlin

Aschoff, Jürgen, Prof. Dr. med., Leiter der neurologischen Ambulanz,
Universitätsklinik Ulm, Steinhövelstr. 9, 89075 Ulm

Foerster, K., Prof. Dr. med., Leiter der Sektion Forensische Psychiatrie und Psychotherapie
Universitätsklinik für Psychiatrie und Psychotherapie, Osianderstr. 24, 72067 Tübingen

Huhn, Benno, Dr. med., Neurologe und Psychiater
Kirchenstr. 18, 25524 Itzehoe

Koltzenburg, Martin, Dr. med., Universitätsklinikum Würzburg
Neurologische Klinik, Josef-Schneider-Str. 11, 97080 Würzburg

Nix Wilfried, Prof. Dr. med., Leitender Oberarzt der Neurologischen Klinik
Universitätsklinikum Mainz, Langenbeckstr. 1, 55101 Mainz

Puhlmann Hans-Ulrich, Dr. med., Oberarzt der Neurologischen Abteilung,
Schloßpark-Klinik, Heubnerweg 2, 14059 Berlin

Reimers Carl-Detlev, Univ.-Doz. Dr. med., Ltd. Oberarzt der Abteilung für
klinische Neurophysiologie, Universitätsklinikum Göttingen, Robert-Kochstr. 40, 37075 Göttingen

Reiners Karlheinz, Prof. Dr. med., Oberarzt der Neurologischen Klinik
Universitätsklinikum Würzburg, Josef-Schneider-Str. 11, 97080 Würzburg

Ritter, Gerhard, Prof. Dr. med., Arzt für Neurologie und Psychiatrie
Universitätsklinikum, Robert-Koch-Str. 40, 37075 Göttingen

Schröter F., Dr. med., Orthopäde
Institut für Begutachtung, Landgraf-Karlstr. 21, 34131 Kassel

Suchenwirth Richard, Prof. Dr. med., Arzt für Neurologie
Seestr. 12, 82211 Herrsching-Breitbrunn

Suchenwirth Roland H. R., Dr. med., Institut für Umwelthygiene der Universität
Windausweg 2, 37073 Göttingen

Widder Bernhard, Prof. Dr. Dr. Dipl. Ing., Ärztl. Direktor der Neurologischen Klinik
Bezirkskrankenhaus, Ludwig-Heilmayer-Str. 2, 89512 Günzburg

Inhalt

Befund und Befinden als Kriterien der neurologischen Begutachtung

R. M. A. Suchenwirth

Vorbemerkungen

In der Entwicklung der neurologischen Begutachtung seit ca. 100 Jahren war die objektive Befunderhebung zunächst alles. Die Möglichkeit dazu hat sich vor allem in den letzten zwei Jahrzehnten für uns ungemein erweitert. Aus rein neurologischer Sicht lassen sich die meisten Krankheiten unseres Fachgebietes hervorragend **objektiv** darstellen. Dabei gibt es einige Bereiche, die wir zu berücksichtigen haben, wenn wir dies auch noch nicht bei allen Erkrankungen können. (Tab. 1)

Tab. 1: Komponenten für die Annahme eines krankhaften neurologischen Prozesses

Molekulargenetische Grundlage?
Ätiologie
Formale Pathogenese
Eindeutige klinische (körperliche, psychopathologische und neuropsychologische) Befunde
Neurophysiologische, biochemische, morphologische, angiologische, mikrobiologische, immunologische u. a. Befunde?
Mögliche therapeutische Einflussnahme?
Verlaufsprognose

Mehr und mehr haben wir aber auch die **subjektive** Seite des Krankseins zu beachten:

Einerseits weil wir immer häufiger mit chronischen Erkrankungen oder teilweise auch erst jetzt voll erkennbaren Defekten zu tun haben. Die lange Dauer der Auseinandersetzung zwischen dem Kranken und seiner Störung bedingt vielfältige Varianten in der Reaktionsweise. Eine bloße Compliance (also Bereitschaft des Patienten bei diagnostischen und therapeutischen Maßnahmen mitzuwirken) ist in solchen Fällen nicht ausreichend. Und: Das etwa anhängige Renten- oder Entschädigungsverfahren, in dem Proband und Gutachter sich gegenübertreten, wird weitgehend durch Störungen der Befindlichkeit bedingt. Die Dynamik vieler dieser, oft jahrelang anhängiger Verfahren, wird aus Befindensstörungen gespeist.

Andererseits kommen wir nicht darum herum grundsätzlich die Einführung des Subjektes in die Medizin, wie es Weizsäcker (1941) einmal formuliert hat, ernst zu nehmen. Es gilt nicht nur die Krankheit an sich, sondern, und dies trifft eben wieder vor allem für alle chronischen Krankheitszustände zu, den kranken Menschen zu berücksichtigen. Somit wäre auch zu beachten und in die Überlegungen einzubringen was die Krankheit (der Defekt) für den einzelnen Menschen bedeutet und wie er sie bewältigt („Coping").

Selbst wenn man der psychosomatischen Medizin, und dies manchmal nicht ganz unberechtigt, skeptisch gegenübersteht, den Gutachter zwingt auch eine Wandlung in der Haltung der Auftraggeber hinsichtlich der Beurteilung krankhafter Störung die subjektive Seite krankhafter oder als solcher **empfun-**

Tab. 2: Krankheitsdefinitionen

Im Sinne der Rechtsprechung
„Jede Störung der normalen Beschaffenheit oder normalen Tätigkeit des Körpers, die geheilt d. h. beseitigt oder gelindert werden kann..". (BGH 21. 3. 1958) „Krankheit ist ein regelwidriger Körper- oder Geisteszustand, der Heilbehandlung erforderlich macht oder Arbeitsunfähigkeit zur Folge hat..". (Zitiert nach Silomon, 1996, in Rauschelbach-Jochheim, S. 85) „.. Abweichung von der durch das Leitbild des gesunden Menschen geprägten Norm..". (Zitiert s. o.) „.. Krankheit.. ein regelwidriger Körper- oder Geisteszustand, der eine Heilbehandlung erforderlich macht oder Arbeitsunfähigkeit zur Folge hat..". (BSG-Urteil vom 12. 11. 1985, 3 RK 45/83)
Im allgemeinen Sprachgebrauch
„Störungen im Ablauf der normalen Lebensvorgänge in Organen und Organsystemen durch einen Reiz, der zu einer von der Norm abweichenden vorübergehenden Beeinträchtigung der physiologischen Funktionen und/oder der psychischen Befindlichkeit, ggf. auch zu wahrnehmbaren körperlichen Veränderungen im Extremfall zum Tod führt, auch Bez. für die Gesamtheit der Reaktionen des Körpers auf diesen Reiz..". (Brockhaus Enzyklopädie, 12. p. 444, 1990)
Medizinische Definitionen
„1. .. selbstständige andere Lebensform. 2. Folge einer gestörten Ordnung im Zusammenhang der Glieder des Organismus.. beruht auf fehlerhafte Mischung der Säfte.. primär fehlerhafter Struktur der morphologischen Elemente des Körpers 3. Beruht auf der sehr variablen Reaktionsweise des Gesamtorganismus auf Umwelteinwirkungen. Der Organismus bestimmt stärker die Art der Krankheit als die auslösende Ursache..". (Rothschuh, 1975) u. v .a.

dener Störungen in höherem Maße als früher ernst zu nehmen. (Tab. 2) Der juristische Krankheitsbegriff hat sich in den letzten Jahrzehnten mehr und mehr geändert.

So steht der Gutachter in seinen Überlegungen und dann auch Entscheidungen bei seinen Probanden gewissermaßen zwischen den Ecksteinen Befund und Befinden und muß beides beachten.

Die objektiven Befunde

Zunächst sei noch zu den Befunden ausgeführt: Die alte eher naive Betrachtungsweise Befund = Erkrankung gilt in dieser Form heute nicht mehr. Je mehr Untersuchungsmöglichkeiten wir haben, desto häufiger stoßen wir auf abnorme, sogar pathologische Befunde, ohne daß dies mit der Annahme einer Erkrankung linear gleichzusetzen wäre, gar deren Ausmaß und Bedeutung für den Einzelfall unumstößlich aufzeigen könnte. Die klinische neurologische Untersuchung, vor allem auch EEG-Befunde, sogar viele Befunde aus bildgebenden Verfahren und auch biochemischer Art, sind sehr wichtig, bedeuten aber nicht gewissermaßen automatisch das Vorliegen einer Erkrankung im juristischen Sinne, oder den zu beachtenden Schweregrad. Wir müssen vielmehr oft eine ganze Konstellation von Befunden berücksichtigen – und zu der gehört bei chronischen Störungen (Defekten) auch oft die Reaktionsweise der betroffenen Persönlichkeit. Objektive Befunde sind also stets kritisch in ihrer Tragweite zu bedenken- etwas, was man in vielen Gutachten vermißt. Dennoch stehen wir mit den objektiven Befunden noch auf relativ festem Boden. (Abb. 1)

Funktionelle
(z. B. Hypertonie, Krampfanfall)

Pathobiochemische
(z. B. Cyanocobalamin-Mangel)

Molekulargenetische
(z. B. Chorea Huntington)

Immunologische
(z. B. Myasthenie, Borreliose, FSME)

Bakteriologische
(z. B. Meningitis)

Befunde

Apparativ messbare
(z. B. Polyneuropathie)

Klinisch eindeutige
(z. B. Parkinsonsyndrom)

Morphologisch nachweisbare
(z. B. Hirntumor, Hirninfarkt, Diskusprolaps)

Fast immer liegen Kombinationen vor.

Abb. 1

Das Befinden

Auf der anderen Seite ist es noch weniger möglich aus Störungen des Befindens immer eine Erkrankung zu folgern. Befindensstörungen haben zahlreiche Ursachen, die mit dem Krankheitsbegriff auch neuerer Auslegungen oft nichts zu tun haben.

Dies ist in der jetzigen wirtschaftlichen und sozialen Umbruchsphase, die zweifellos erst begonnen hat, mit all den sich daraus ergebenden Lebenskrisen ganz besonders zu betonen. Über die vielen Möglichkeiten der Befindensbeeinflussung mag ein fast primitives Schema kurz informieren. Es geht also keinesfalls an, überall dann, wenn einmal populär-bildhaft gesprochen „der Schuh drückt" eine Erkrankung geltend zu machen. Dies würde ins Uferlose führen.

Viele der in Abb. 2 angeführten Einzelfaktoren verstehen sich so dabei von selbst. Eine Besonderheit sei aber noch herausgegriffen: Die induzierten Befindensstörungen.

Wir kennen sie in der Geschichte der Medizin schon lange. Sie führten vorübergehend immer wieder zu der Annahme von objektiven Krankheitszuständen, die sich irgendwann einmal nach einiger Diskussion als falsch erwies. „Neue" Krankheiten müssen deshalb immer auf eine Art Prüfstand. (Tab. 3) bevor sie ernsthaft gutachterlich berücksichtigt werden können. Als ärztliche Gutachter sind wir diesbezüglich primär gleichermaßen dem Auftraggeber, wie dem Probanden, verpflichtet. (Es ist töricht was

Somatische

Psychovegetative

Persönlichkeitseigene

Chronisch situative

Befindensstörungen

Biographisch geprägte

Aktualsituative

Familiär begründete

Induzierte

Sehr oft liegen Kombinationen dieser u. a. Ursachen vor

Abb. 2

Tab. 3

Lange umstritten eindeutig anerkannt	Offen	Letztlich abgelehnt
Kausalgie (Quadrantensyndrom)	Fibromyalgie	Telefonunfall (s. a. Podoll 1991)
Myasthenie	Multiple chemical Sensitivity-Syndrom	Eisenbahnkrankheit (-unfall) (s. a. Hausotter 1996)
Stiff-man-Syndrom	Amalgamschaden	Kriegs-Reflexhysterie „Kriegsschüttler" Traumatische Neurose (Oppenheim, Hoche, s. a. Stern u. a.)
Vegetative Polyneuro-pathien	Chronic Fatigue-Syndrom und Immer: Atypische Schmerzen ohne Lokalbefund	„Schleudertrauma" aus neurologischer Sicht – wenn kein neurologischer Befund vor-lag oder vorliegt

Unbedingt: Ausschluss eines „Dr. Knock-Syndroms" (Romains)
Syndroms der „Prinzessin auf der Erbse" (Marquard)
Ganz überwiegender „Zweckeinschlag" (Bleuler)
Münchhausensyndrom

gelegentlich behauptet wird, daß der Gutachter Partei ist – ein parteiischer Gutachter hört auf ein glaub-würdiger und ernst zunehmender Gutachter zu sein).

Es geht auch nicht an, daß der Gutachter den Begriff „in dubio pro reo" anwendet. Dies ist , wenn ge-geben, eine juristische Aufgabe. Der Gutachter muß seinerseits aber die Sicherheit seiner Aussage er-kennen lassen:

Ist sie unzweifelhaft, nur mit großer oder gewisser Wahrscheinlichkeit getroffen, oder eine bloße Möglichkeit, wobei sich vielleicht Alternativmöglichkeiten sogar anbieten? Reine „Ja-Nein"-Entschei-dungen sind leider oft genug nicht zu treffen.

Jedes Zeitalter hat eine ganze Reihe von „neuen" Krankheitsbildern die eifrige Verfechter finden. Derartige Feststellungen und Meinungen können viele Menschen induzieren. Man muß dabei nicht im-mer gleich, wie Moliere, Romains, u. a. es in ihren Lustspielen tun, als Motiv reine Gewinnsucht, wel-cher Art auch immer, (wirtschaftliche Vorteile, Prestige, u. a.) annehmen.

Manche Ärzte glauben fest daran – und sie erinnern etwa an Semmelweis und seinen Kampf für die Wahrheit – der letztlich so fruchtbar wurde. Nicht jeder ärztliche Kämpfer für eine neue Erkenntnis ist aber ein Semmelweis. Die Geschichte der Medizin ist reich nicht nur an tragischen Gestalten von größ-ter Bedeutung, sondern auch, wie unzählige Beispiele lehren, an Scharlatanen, die viel Schaden ange-richtet haben. Induzierte Befindensstörungen müssen erkannt und entsprechend herausgestellt werden. Alle „neuen" Krankheiten haben wir kritisch zu prüfen und dann zu entscheiden. Wir werden dabei im-mer wieder dazulernen und neue Krankheitsbilder in unser System aufzunehmen haben, andere aber als eigenständige Erkrankungen zurückweisen müssen, weil die sachlichen Grundlagen dazu nicht gegeben sind.

Auch hinsichtlich des Probanden sei betont, daß es sich nicht immer nur um Pfiffige handelt, die den Griff in die Versicherungskassen versuchen, sondern auch um viele Menschen, die sehr ernsthaft von ihren vermuteten Gesundheitsstörungen überzeugt sind. Allerdings handelt es sich dabei nicht ganz selten um das „Syndrom der Prinzessin auf der Erbse", wie es launig Marquard (1989) einmal vorgetragen hat.

Schlußfolgerungen

Erhobene und kritisch durchdachte abnorme Befunde sind also unverzichtbare Grundlage der neurologischen Begutachtung.

Befindensstörungen sind sehr ernst zu nehmen, aber ebenfalls äußerst kritisch zu durchdenken. Nur dann kann der Gutachter seiner Aufgabe gerecht werden und auf dem Stand des Wissens seiner Zeit für Auftraggeber wie für den Probanden eine klare, letztlich wirklich nachvollziehbare Entscheidung fällen. Dies ist nicht immer leicht und zweifellos von Jahr zu Jahr schwieriger geworden.

Abschließend sei noch einmal gegenübergestellt wie sehr Befund und Befindensstörungen sich nach ihren Komponenten unterschiedlich gegenüberstehen. (Tab. 4).

Der begutachtende Arzt hat die schwierige Aufgabe einen beide Aspekte berücksichtigenden Weg zu finden.

Tab. 4: Gegenüberstellung Befund und Befinden

Befund	Befinden
weitgehend objektiv	überwiegend subjektiv
vergleichbar	sehr begrenzt vergleichbar
oft experimentell reproduzierbar	oft einmalig
sinnesmäßig erfassbar	meist nur einfühlbar
meist überschaubare Einzelfaktoren	oft kaum überblickbare Faktoren aus vielen Bereichen
rational erklärbar	meist nur verstehbar
naturwissenschaftlichen Methoden weitgehend zugänglich	allenfalls der historischen Methode zugänglich

Zusammenfassung

Pathologische **Befunde** sind die Grundlage jeder neurologischen Begutachtung. Sie müssen methodisch exakt erhoben und vollständig sein, dürfen aber nicht als absolute Kriterien angesehen werden. In manchen (vielen?) Fällen ist die Einstellung oder die Reaktion des Probanden dafür entscheidend, ob ein abnormer („krankhafter") Befund zu einem Leiden („Pathos") führt, oder im persönlichen, familiären und auch im beruflichen Umfeld als unvermeidliche Begleiterscheinung mehr oder weniger toleriert und kompensiert wird. **Befindensstörungen** müssen sehr ernst genommen werden. Sie können erste Hinweise auf einen pathologischen körperlichen Prozeß sein – als Vorläufer – oder einen noch unbekannter Art. Sie bestimmen vor allem die Dynamik vieler Renten- oder Entschädigungsverfahren. Sie können aber sehr viele Ursachen haben, die aus der Persönlichkeit des Probanden, seiner Biographie und anderen Bereichen stammen. Solche kausale Faktoren können sich dabei oft untereinander kombinieren und ergänzen. Eine große Bedeutung kommt dabei den **induzierten Befindensstörungen** zu, wobei eine vorwiegend oder gar ausschließlich soziokulturelle Prägung (Medien, Bekannte, behandelnde Ärzte) den Klagen zu Grunde liegt. („Dr. Knock-Syndrom"?). Neue Krankheiten müssen auf eine Art Prüfstand bevor man sie als gesichert ansehen kann.

Jules Romains
Knock ou le triomphe de la medicine

„... Fabel: Knock übernimmt in dem Gebirgsort St. Moritz die bisher wenig ertragreiche Praxis Dr. Parplaids und verwandelt sie in kürzester Zeit in einen florierenden Krankenhausbetrieb mit ausnahmslos glücklichen Patienten.

Der erste Akt skizziert Knocks medizinischen Werdegang und erzeugt durch mysteriöse Anspielungen auf seine befremdliche Berufsauffassung wachsende Spannung.

Im zweiten Akt wird Knocks therapeutische Methode vorgeführt, die dank genau berechnender Psychologie eigentlich gesunden Menschen das Gefühl des Krankseins vermittelt.

Der abschließende dritte Akt demonstriert den Erfolg dieser Methode in den enthusiastischen Kommentaren einiger Bewohner des Städtchens. In Form von Wortgefechten, Überredungsmanövern und „Seelenmassagen" werden die Praktiken eines Berufsstandes parodiert, der umgeben von der Aura einer oftmals angemaßten und hohlen Würde immer wieder die Satiriker herausforderte...."

Nach Kindlers Literaturlexikon, Bd. IV p 585 f (auszugsweise)

Der Gutachter hat hier oft eine besonders schwierige Aufgabe, nämlich zwischen organisch oder sonstwie begründeten – und aus Persönlichkeit, Lebensumständen oder anderen sekundären Prägungen herzuleitende Störungen zu unterscheiden – zumal Kombinationen eher die Regel, als die Ausnahme darstellen. Es kann dabei nicht Aufgabe des neurologischen (ärztlichen) Gutachters überwiegend lebenssituativ, ökonomisch, juristisch oder unter anderem aus familären Konflikte herzuleitende Befindensstörungen als krankhaft zu bezeichnen. Dies gilt in besonderem Maß für die induzierten Befindensstörungen die immer wieder sehr intensiv in Erscheinung tretende Gruppenphaenomene darstellen.

Literatur

Engelhardt, K. (1971): Der Kranke in seiner Krankheit, G. Thieme, Stuttgart

Häfner, H. (1994): Iatrogene Amalgam-Phobie, Dtsch. Ärzteblatt, 91,507-512

Hammer, C., Schubert, V. (Hsg.) (1993): Chronische Erkrankungen und ihre Bewältigung, Schulz, Starnberg

Hausotter, W. (1996): Die Begutachtung der Eisenbahnunfälle am Beginn des Industriezeitalters, Versicherungsmedizin 48, 137-142.

Helban, L. (1896): Gutachten in A. Eulenburgs Real-Encyclopädie der Heilkunde Urban und Schwarzenberg, Wien IX, 345-347

Langenmayr, A. (1980): Krankheit als soziales Phaenomen, Hogrefe, Göttingen

Keel, O. J. (1995): Fibromyalgie, G. Fischer, Stuttgart

Marquard, O. (1994): Medizinerfolg und Medizinkritik. Die modernen Menschen als Prinzessinnen auf der Erbse in Marquard, O.: Skepsis und Zustimmung, Reclam, Stuttgart, 99-109

Moliere, J. B. (1673): Der eingebildete Kranke

Podoll, F. (1991): Der Telefonunfall, ein Beitrag zur Geschichte der traumatischen Neurosen. Fschr. Neurol. Psychiat. 59, 187-193

Romains, J. (1923): Dr. Knock oder der Triumph der Medizin

Rothschuh, K. E. (1975): Was ist Krankheit, Wissenschaftl. Buchgesellschaft Darmstadt

Silomon, H. (1997): Krankheit in H. H. Rauschelbach und K.-A. Jochheim. Das neurologische Gutachten, Thieme, Stuttgart 84 ff

Stern, F. (1933): Neurologische Begutachtung, Springer, Berlin, 63 ff

Weizsäcker, V. (1955): Klinische Vorstellungen, Hippokrates, Stuttgart

Neuropathische Schmerzen: Pathophysiologie und Beurteilung

M. Koltzenburg und K. Reiners

1 Klassifikation

Die Ursachen neuropathischer Schmerzen sind vielfältig. Aus praktisch-diagnostischen Gründen ist eine Aufteilung nach asymmetrischen (Tab. 1) und symmetrischen (Tab. 2) Formen der Nervenschädigung gebräuchlich: Am häufigsten sind neuropathische Schmerzen Folge andauernder fokaler Nervenläsionen, oder sie treten im Rahmen von Neuropathien unterschiedlicher Genese auf, wobei hierzulande immunologisch bedingte Formen sowie schmerzhafte Formen der diabetischen Neuropathie am häufigsten anzutreffen sind. Lassen sich die geklagten Schmerzen nach Lokalisation, Art und Schwere mit der neurogenen Läsion in Einklang bringen, besteht selten ein diagnostisches oder gutachterliches Problem. Die Schmerzen werden als „organisch erklärbar" erachtet und entsprechend beurteilt. Dies gilt besonders, wenn sich Lähmungen, Gefühlsstörungen oder Störungen der vegetativen Regulation in der klinischen Untersuchung zeigen und diese durch apparative Diagnostik bestätigt werden. Schwierigkeiten ergeben sich aber immer wieder in den Fällen, in denen entweder keine abnormen Befunde erhoben werden können oder die geklagten Beschwerden nach Schwere und Dauer in keinem nachvollziehbaren Verhältnis zur schädigenden Ursache stehen, die üblicherweise zugebilligt werden. Dennoch werden solche Zustände „nach ärztlicher Erfahrung" als Schädigungsfolgen anerkannt oder abgelehnt, beides häufig mit gleichermaßen dürftigen Begründungen. Wo die Kenntnis fehlt, schießen die Hypothesen ins Kraut und produzieren beliebig füllbare Diagnosehülsen. Um so erfreulicher ist es, daß neue Erkenntnisse über die Pathophysiologie chronischer neuropathischer Schmerzen eine realistische Einschätzung und Bewertung von bisher nicht erklärbaren Symptomen gestattet. Insbesondere gilt dies für die nach peripherer Nervenläsion manchmal bestehende Diskrepanz der räumlichen Ausbreitung von Schmerzen auf der einen Seite und der Hyp- oder Anästhesie auf der anderen Seite.

Tab. 1: Asymmetrische und fokale schmerzhafte Neuropathien

Hirnnerven-Neuralgien: Trigeminus-, Glossopharyngeus-, Recurrens-Neuralgie
Nervenkompressionssyndrome: posttraumatisch, Karpaltunnelsyndrom, Meralgia paraesthetica, Tarsaltunnelsyndrom, Kompressionssyndrom der oberen Thoraxapertur (einige Formen), Incisura-scapulae-Syndrom, radikuläre Kompression (z. B. Bandscheibenvorfall)
Neurombildungen: posttraumatisch, postoperativ, auch nach Interponat, nach Amputation, Morton-Neuralgie
Plexus-Neuropathie: posttraumatisch, cervicobrachiale oder lumbosacrale Plexusneuritis, Heroin-induzierte Plexusneuritis, Tumorinfiltration (z. B. Pancoast-Tumor), Strahlen-induziert
Diabetische Mono-/Oligo-Neuropathien: akute Ophthalmoplegie, akute thorakoabdominale Neuropathie, akute diabetische Radikulo-Plexo-Neuropathie (diabetische Amyotrophie)
Angiopathische Neuropathie: entzündlich, okklusiv/ischämisch
Erregerbedingte/parainfektiöse Neuropathien: postherpetische Neuropathie, Borreliose, Lues, Herpes simplex, AIDS

Tab. 2: Symmetrische schmerzhafte Polyneuropathien

Metabolische Polyneuropathie: Diabetes mellitus, Pellagra (Niacinmangel), Beriberi (Thiaminmangel)

Polyneuropathien durch Toxine und Medikamente: Äthanol, Isoniazid, Zytostatika, Thallium, Arsen, Quecksilber

Immun-Neuropathien: Akute und chronische inflammatorische demyelinisierende Neuropathie (AIDP, CIDP), paraproteinämische Polyneuropathien, kryoglobulin-assoziierte Polyneuropathien, erworbene Amyloidose, Neuropathie bei M. Sjögren, paraneoplastische Neuropathie, akute Pandysautonomie

Erbliche Neuropathien: Hereditäre sensible Neuropathien (HSN), Angiokeratoma corporis diffusum (M. Fabry)

2 Pathophysiologische Mechanismen

Schmerzen nach Nervenläsionen sind eigentlich ein Paradox, da die Durchtrennung nozizeptiver Afferenzen eine Abnahme und nicht eine Zunahme der Schmerzwahrnehmung nach sich ziehen sollte. Diese Tatsache allein verdeutlicht, daß grundlegende Veränderungen der Verarbeitung afferenter Signale Ursachen der Schmerzen sein müssen. Warum deren Entstehung nur bei einigen bestimmte Neuropathien auftritt, ist bisher ebenso wenig geklärt wie die Tatsache, daß Schmerzen bei einer ätiologisch einheitlichen Erkrankung wie z.B. der postherpetischen Neuralgie, nur eine Untergruppe der Patienten betrifft. Die Qualität dieser Schmerzen ist oft unnatürlich und mit normalen sensiblen Erfahrungen nur unzureichend in Einklang zu bringen. Deshalb sind Patienten von diesen Mißempfindungen besonders irritiert und haben oftmals ausgesprochene Schwierigkeiten, die bizarren Sensationen zu beschreiben.

Die gebräuchliche nosologische Einteilung von schmerzhaften Neuropathien wird der Symptomenvielfalt nicht gerecht. Zur Zeit liegen die zellulären Korrelate der verschiedenen Neuronenschädigungen vielfach noch im Dunkeln. Andererseits ist es aber gelungen, die wahrscheinlichen neuronalen Mechanismen der verschiedenen Facetten der Schmerzverarbeitung, die vermutlich unabhängig von der auslösenden Pathologie einem Schmerzsymptom zugrunde liegen, herauszuarbeiten. Die Schmerzen bei Neuropathien können unterteilt werden in **reiz-unabhängige Schmerzen** und in **reiz-induzierte Schmerzen**. Für letztere sind die Begriffe **Hyperalgesie** (vermehrte Schmerzempfindung auf normalerweise schmerzhafte Reize) oder **Allodynie** (Schmerzempfindung auf normalerweise nicht schmerzhafte Reize) gebräuchlich (Merskey, Bogduk 1994). Der in diesem Kontext – oftmals nicht korrekt – benutzte Begriff der **Hyperpathie** beschreibt den seltenen Fall, daß Schmerzen bei erhöhter Schwelle, insbesondere durch repetitive Reize und oftmals explosionsartig ausgelöst werden können. In diesem Kapitel benutzen wir den Begriff Hyperalgesie als Oberbegriff, um alle reiz-induzierten Mißempfindungen zu beschreiben.

2.1 Reiz-unabhängige Schmerzen

Die reiz-unabhängigen Schmerzen haben oft einen oberflächlich brennenden oder tiefen dumpfen Charakter. Fluktuationen in der Intensität dieser Schmerzen sind nicht ungewöhnlich. Die Ursache von reiz-unabhängigen Schmerzen liegt in der anhaltenden Erregung von unmyelinisierten oder dünn myelinisierten Nozizeptoren, die im normalen Zustand kein Spontanaktivität aufweisen. Bei kompressiven oder anderen irritativen Schädigungen des Nervenstamms können zwei Mechanismen zum Tragen kommen. Einerseits kann Schmerz durch die Reizung nozizeptiver Nervi nervorum entstehen *(Nervenstammschmerz)*, der wie Schmerzen anderer tiefer somatischer Gewebe häufig einen dumpfen Charakter hat und in Areale außerhalb des Versorgungsgebiets des geschädigten Nerven übertragen werden kann. Dies kann einer der Gründe für die Diskrepanz der räumlichen Ausbreitung vom Areal der Hyp- oder Anästhesie und dem vom Patienten geklagten Gebiet der Schmerzempfindung sein. Des weiteren kann die Schädigung von Axonen im Nervenstamm zusätzlich zu einer gesteigerten Erregbarkeit von Neuro-

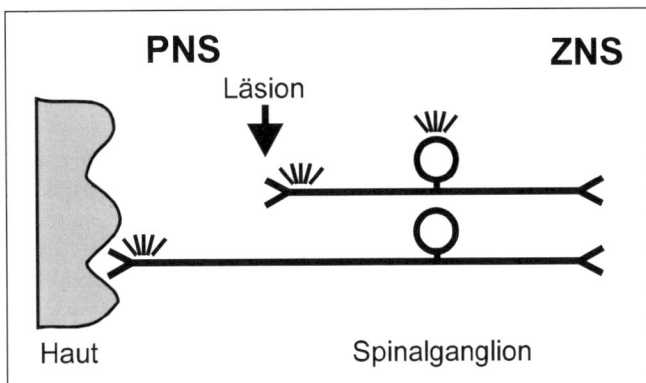

Abb. 1: Schematische Darstellung der möglichen Lokalisationen der Entstehung ektoper Entladung von Nozizeptoren.

nen führen, und zwar an drei Stellen (Abb. 1): 1. am proximalen Stumpf axotomierter Neurone; 2. im Spinalganglion in den Somata von axotomierten Neuronen; 3. distal der Nervenläsion in den terminalen Endigungen von unverletzten Neuronen (Koltzenburg 1997). Diagnostische Nervenblockaden können hilfreich sein, den hauptsächlichen „Generator" der Nozizeptor-Aktivität bei einem Patienten einzugrenzen (Gracely et al. 1992). Das Ausbleiben einer Analgesie nach Lokalanästhesie eines geschädigten Nerven schließt aber eine neurogene Ursache von Schmerzen oder Mißempfindungen nicht sicher aus.

2.1.1 Assoziierte Symptome

In vielen Fällen ist es wichtig, Informationen über assoziierte Symptome zu erhalten. Unabdingbar ist eine Temperaturmessung, die sich am leichtesten mit einem Infrarotthermometer durchführen läßt. Diese Messung kann im Seitenvergleich Aufschluß über die Aktivität von sympathischen Vasokonstriktor-Neuronen oder einer veränderten Reagibilität der Gefäße geben. Der sogenannte Axonreflex der sensiblen Neurone wird durch Ausschüttung vasoaktiver Neuropeptide aus dünnkalibrigen Nervenfasern vermittelt. Änderungen können im Seitenvergleich einen Defekt der Neurone oder des Gefäßsystems widerspiegeln (Baron, Sagauer 1993). Der Axonreflex kann einerseits nach Applikation von irritierenden Substanzen wie Histamin, Capsaicin oder Senföl, die selektiv dünnkalibrige Nervenfasern erregen, ausgelöst werden. Er kann visuell erfaßt werden oder durch Thermographie oder Messung der Blutflußänderungen mit einem Laser-Doppler. Die Funktion der Sudomotorneurone kann mittels der „sympathischen Hautantwort" oder des sogenannten „quantitativen sudomotorischen Axonreflexes" nach Applikation von Acetylcholin bestimmt werden (Chelimsky et al. 1995). Möglicherweise wird zukünftig auch die immunhistochemische Analyse der epidermalen Innervation in Hautbiopsien zusätzliche Informationen über die Funktion und Innervationsdichte von unmyelinisierten Nervenfasern erbringen (McCarthy et al. 1995, Rowbotham et al. 1996).

Kraftmessungen sind wegen interferierender Schmerzen dürftig reproduzierbar; selbst die Muskeleigenreflexe können an der betroffenen Extremität entweder gebahnt oder wegen eines willkürlich erhöhten muskulären Grundtonus gehemmt sein. Die routinemäßig durchgeführten elektrophysiologischen Untersuchungen (Nervenleitgeschwindigkeit, evozierte Potentiale) erfassen ausnahmslos nur Funktionen der großkalibrigen Nervenfaserpopulationen, deren Defizit nicht kausal zur Entstehung der neuropathischen Schmerzen beiträgt. Die Funktion der dünnen nozizeptiven Fasern läßt sich mit elektrodiagnostischen Routinemethoden nicht direkt erfassen. Deshalb sprechen normale sensible oder motorische Befunde bei der Neurographie zwar gegen eine wesentliche Nervenschädigung, nicht aber gegen einen neuropathischen Schmerz.

2.2 Reiz-induzierte Schmerzen – Hyperalgesien

Neben den reiz-unabhängigen Dauerschmerzen besteht bei neuropathischen Schmerzen in der Regel eine Überempfindlichkeit auf mechanische und thermische Reize. Hierbei wird das Areal der Hyperalgesie, das nach Gewebe- oder Nervenläsion auftritt, in eine primäre und sekundäre Zone aufgeteilt (LaMotte et al. 1991). Die Zone der **primären Hyperalgesie** entspricht dem Areal des geschädigten Gewebes oder dem Versorgungsgebiet eines lädierten Nerven. Hier können Überempfindlichkeiten für eine Vielzahl von mechanischen Reizen oder Hitze- und Kältereize auftreten. Die Zone der **sekundären Hyperalgesie** ist ein Saum von ungeschädigtem Gewebe, der die primäre Zone umgibt und in dem sich eine Überempfindlichkeit auf manche mechanische Reizmodalitäten und möglicherweise auch für Kältereize findet (Wall, Melzack 1994). Die verschiedenen Arten der Hyperalgesie sind nicht Ausdruck einer generell gesteigerten Erregbarkeit des nozizeptiven Systems, sondern die Folge spezifischer neuronaler Veränderung unterschiedlicher nozizeptiver Elemente: Dies bedeutet, daß eine Überempfindlichkeit auf eine Modalität, z.B. mechanische Reize, nicht notwendigerweise mit einer Hyperalgesie auf thermische Reize, z.B. Kältereize verbunden sein muß. Vielmehr können den einzelnen Hyperalgesien charakteristische pathophysiologische Mechanismen zugeordnet werden, die sich auf Erkenntnisse von tier- oder humanphysiologischen Experimenten stützen (Kilo et al. 1994; Koltzenburg 1995). Die verschiedenen Arten der Hyperalgesien können durch gezielte Anamneseerhebung und klinische Untersuchung ermittelt und durch quantitative sensible Testung erfaßt werden, die im Rahmen der Befunderhebung alle Modalitäten umfassen muß. Zur Testung der thermischen Reizschwellen bieten sich kommerziell erhältliche Apparate an, mit denen über computergesteuerte Peltier-Elemente definierte Hitze- oder Kältereize appliziert werden können. Zur Testung von mechanischen Schwellen können beispielsweise kalibrierte von Frey-Haare oder Druckalgesiometer verwendet werden.

2.2.1 Mechanische Hyperalgesien

Fast alle Patienten mit neuropathischen Schmerzen klagen über eine mehr oder weniger ausgeprägte Überempfindlichkeit auf mechanische Reize. Typischerweise können schon leichte Berührungsreize, besonders leichtes Hin- und Herstreichen und die Bewegung der Haare ausgesprochen unangenehm sein. Charakteristisch für diese Mißempfindungen ist, daß leichte Berührungsreize besonders zu Beginn und Ende eines Stimulus die Schmerzen auslösen. Andererseits ist es durchaus nicht ungewöhnlich, daß manche Patienten trotz ausgeprägter Überempfindlichkeit für dynamische taktile Reize einen leichten statischen Druck als schmerzlos oder sogar als angenehm empfinden. Für diese Art der Überempfindlichkeit werden synonym die Begriffe **mechanische Allodynie, dynamische mechanische Hyperalgesie** oder **touch-evoked pain** benutzt (Koltzenburg et al. 1992; Treede et al. 1992; Ochoa, Yarnitsky 1993). Aufgrund von Messungen der Reaktionszeit, Ergebnissen von differenziellen Nervenblockade, elektrischen Stimulationsexperimenten und Bestimmung der Schmerzschwelle mit graduierten mechanischen Reizen besteht weitgehender Konsens, daß großkalibrige Aß-Fasern die relevanten Signale für diesen Schmerz aus der Haut leiten (Gracely et al. 1992; Koltzenburg et al. 1992, 1994; Treede et al. 1992) (Tab. 3). Da normalerweise Erregung dieser Aß-Afferenzen keine Schmerzen auszulösen vermag, wird allgemein eine veränderte Verarbeitung dieser afferenten Information im ZNS postuliert und mit dem Begriff der **zentralen Sensibilisierung** beschrieben (Abb. 2). Es konnte gezeigt werden, daß diese zentrale Sensibilisierung von schmerzrelevanten zentralen Neuronen durch die Erregung von peripheren dünnkalibrigen Nozizeptoren initiiert und durch deren kontinuierliche Aktivität aufrecht erhalten wird (Gracely et al. 1992; Koltzenburg et al. 1992, 1994; Treede et al. 1992). Dieses Modell kann die häufig gemachte Beobachtung erklären, daß Unterbrechung der Erregung von Nozizeptoren im allgemeinen zur gleichzeitigen Reduktion von reiz-unabhängigen Dauerschmerz und der dynamischen mechanischen Hyperalgesie führt (Gracely et al. 1992; Koltzenburg et al. 1994; Treede et al. 1992).

Obwohl die dynamische mechanische Hyperalgesie ein Charakteristikum neuropathischer Schmerzen ist, spricht dies nicht für eine generell gesteigerte Empfindlichkeit auf mechanische Reize. Vielmehr

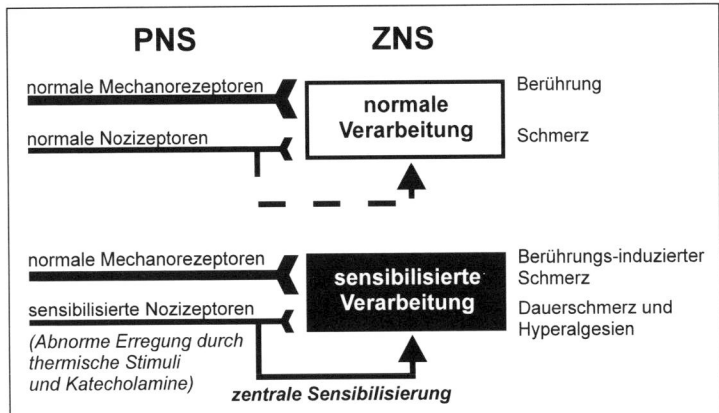

Abb. 2: Schematische Darstellung der Mechanismen der Nozizeptor-induzierten zentralen Sensibilisierung als Ursache von berührungs-induzierten Schmerzen.

können aufgrund einer unterschiedlichen räumlichen Ausbreitung und der Leitung durch anderen Afferenzen wenigsten noch zwei weitere Arten der mechanische Hyperalgesien unterschieden werden (La-Motte et al. 1991; Koltzenburg et al. 1992; Kilo et al. 1994). Jede dieser mechanischen Mißempfindungen kann einzeln oder in Kombination auftreten (Kilo et al. 1994). Reizung mit einem kräftigen von Frey-Haar, das normalerweise einen milden punktförmigen Schmerz auslöst, wird in der Zone der primären und sekundären Hyperalgesie als ausgesprochen unangenehm empfunden. In experimentellen Schmerzstudien am Menschen konnte gezeigt werden, daß die Ausbreitung dieser *"pin prick*-Hyperalgesie" über das Areal der mechanischen dynamischen Hyperalgesie hinausgeht und wahrscheinlich auch Folge einer zentralen Sensibilisierung von schmerzrelevanten zentralen Strukturen ist. Die dritte Form der mechanischen Hyperalgesie kann durch kräftigen breitflächigen Druck ausgelöst werden. Hierbei spielt die Sensibilisierung von zentralnervösen Strukturen anscheinend eine untergeordnete Rolle, und die Sensibilisierung von Nozizeptoren in der Peripherie ist wahrscheinlich die maßgebliche Veränderung.

2.2.2 Thermische Hyperalgesien

Überempfindlichkeit auf thermische Reize finden sich in einem großen Prozentsatz von Patienten mit neuropathischen Schmerzen. Im Vordergrund steht die Überempfindlichkeit auf Kälte, und nur selten findet sich eine Hyperalgesie für Hitzereize. Wenn eine Hitze-Hyperalgesie auftritt, wird sie in aller Regel durch sensibilisierte Nozizeptoren vermittelt (Koltzenburg et al. 1994; Rowbotham, Fields 1996) (Tab. 4).

Tab. 3: Neuronale Mechanismen mechanischer Hyperalgesie

Stimulus	Areal	Afferenzen	Mechanismus
Berührung (Allodynie)	1° und 2°	Mechanorezeptoren (Aβ-Fasern)	Zentrale Plastizität, induziert und aufrechterhalten durch Erregung von Nozizeptoren
"Pin prick"	1° und 2°	Nozizeptoren (Aδ- und C-Fasern)	Zentrale Plastizität, induziert durch Erregung von Nozizeptoren
Druck	nur 1°	Nozizeptoren (Aδ- und C-Fasern)	Sensibilisierung von Nozizeptoren

Tab. 4: Neuronale Mechanismen thermischer Hyperalgesie

Stimulus	Areal	Afferenzen	Mechanismus
Hitze	nur 1°	Nozizeptoren (Aδ- und C-Fasern)	Sensibilisierung von Nozizeptoren
Kälte	1° und 2°	Kaltrezeptoren (zumeist Aδ-Fasern)	Zentrale Plastizität
		Nozizeptoren (zumeist C-Fasern)	Zentrale Disinhibition

Die neuronalen Mechanismen, die für eine Kälte-Hyperalgesie verantwortlich sind, sind bisherig wenig erforscht. Jedoch sind prinzipiell zwei Mechanismen in humanphysiologischen Experimenten nachgewiesen worden. Einerseits wird offensichtlich – ähnlich den Veränderungen bei der dynamischen mechanischen Hyperalgesie – die Erregung von nicht-nozizeptiven, sensiblen Kaltfasern, die unter normalen Bedingungen die schmerzlose Kaltempfindung kodieren, aufgrund einer Sensibilisierung zentraler Neurone als Schmerz empfunden (Torebjörk et al. 1995). Ein anderer Mechanismus beruht offenbar auf der Tatsache, daß starke Kältereize sowohl sensible Kaltrezeptoren wie auch Nozizeptoren erregen. Normalerweise bewirkt die Erregung von peripheren Kaltrezeptoren, die meistens dünn bemarkte Axone aufweisen, eine Hemmung von schmerzrelevanten Neuronen im ZNS. Kommt es nun zu einem Funktionsausfall von myelinisierten Fasern unter Einschluß der Kaltafferenzen, fehlt eine entscheidende Hemmung (Disinhibition), und Kältereize werden als Schmerzen empfunden (Ochoa, Yarnitsky 1994). Hierbei erhält der tiefe bohrende Kaltschmerz auch seine brennende Qualität, wie sie für die alleinige Erregung von kutanen Nozizeptoren typisch ist und von vielen Patienten nach peripheren Nervenläsionen beschrieben wird.

2.3 Sympathisch unterhaltene Schmerzen

Sympathisch unterhaltene Schmerzen (sympathetically maintained pain) ist der Anteil der Schmerzen, der durch die efferente sympathische Innervation oder durch zirkulierende Katecholamine vermittelt wird (Merskey, Bogduk 1994). Dabei ist der sympathisch unterhaltene Schmerz keine nosologische Entität, sondern kann möglicherweise im Rahmen vieler Erkrankungen zum Gesamtschmerz in unterschiedlichem Ausmaß beitragen (Abb. 3).

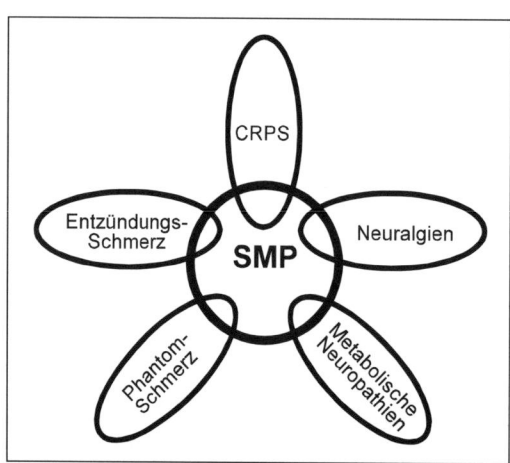

Abb. 3: Sympathisch vermittelt Schmerzen (SMP) können Bestandteil verschiedener neuropathischer Schmerzsyndrome sein. CRPS = Complex regional pain syndrome.

Nozizeptive Afferenzen, die in einem lädierten Nerven verlaufen, können unter bestimmten Bedingungen auch eine gesteigerte Empfindlichkeit für chemische Reize entwickeln. Tierexperimentell steht außer Zweifel, daß nozizeptive und nicht-nozizeptive Afferenzen eine Empfindlichkeit auf Katecholamine entwickeln können (Koltzenburg 1997). Solche veränderten rezeptiven Eigenschaften von Nozizeptoren sind wahrscheinlich das Bindeglied zu den sogenannten sympathisch unterhaltenen Schmerzsyndromen *(SMP = sympathetically maintained pain)* (Treede et al. 1992; Torebjörk et al. 1995; Koltzenburg 1995, 1997). Unter physiologischen Bedingungen führt sympathische Erregung oder die Applikation von Katecholaminen nicht zur Aktivierung von Nozizeptoren. Nach Nervenläsion hingegen werden von Afferenzen vermutlich Adrenozeptoren exprimiert, über die zirkulierende oder von postganglionären sympathischen Neuronen freigesetzte Katecholamine eine erregende Wirkung entfalten können (Abb. 4).

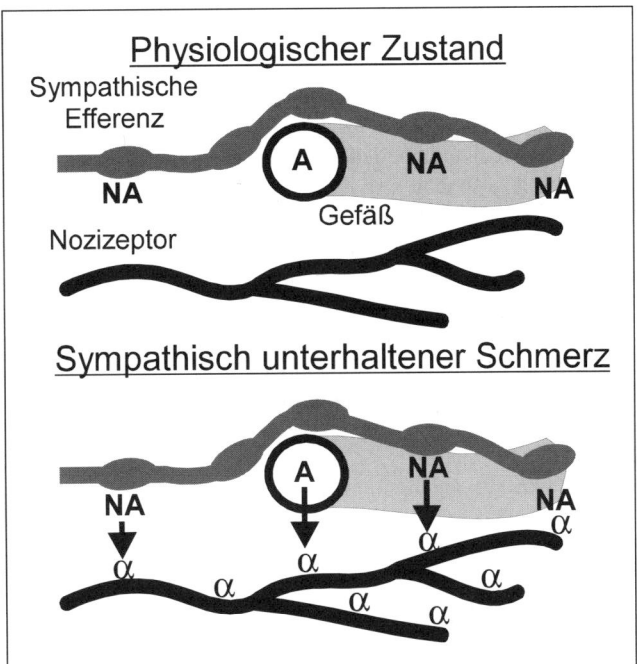

Abb. 4 Mechanismus, bei der Entstehung sympathisch unterhaltener Schmerzen. Unter pathologischen Bedingungen ermöglicht die Expression von Adrenozeptoren auf nozizeptiven Afferenzen die sympathisch-afferente Kopplung **NA**, Noradrenalin; **A**, Adrenalin; α, α-Adrenozeptoren.

Ein wichtiger Ort, an dem es zu einer sympathisch-afferenten Kopplung kommt, sind offenbar die rezeptiven Terminalen von Nozizeptoren in einem Neurom oder im Innervationsgebiet eines lädierten Nerven (Torebjörk et al. 1995; Koltzenburg 1997). Dies erklärt, warum die regionale Gabe von sympatholytischen Substanzen an einer Extremität mit Hilfe der Bier-Block-Technik meist zu den gleichen Erfolgen führt wie eine lokalanästhetische Ausschaltung entsprechender sympathischer Ganglien. Unklar ist bislang aber, warum nur bei einem geringen Teil der neuropathischen Schmerzsyndrome eine solche Kopplung stattfindet. Als diagnostische Tests stehen zwei Verfahren zur Verfügung, nämlich die Lokalanästhesie von sympathischen paravertebralen Ganglien oder die systemische Gabe des nichtselektiven α-Adrenozeptor-Antagonisten Phentolamin (Raja et al. 1991). Eine wichtige Folge der verstärkten Erregung von Nozizeptoren ist – wie oben erwähnt unabhängig von deren Ursache – die sogenannte zentrale Sensibilisierung von schmerzverarbeitenden Strukturen des ZNS (Treede et al. 1992).

2.4 Komplexe regionale Schmerzsyndrome

Bei einigen Patienten tritt infolge einer peripheren Nervenschädigung oder Weichteilverletzung eine mehr oder weniger vollständige Kombination folgender Symptome auf (Jänig, Stanton-Hicks 1996):

1. *Sensible Symptome:* Brennender oder tiefer bohrender Ruheschmerz, der durch orthostatische Belastung (Herabhängen des Arms) oder thermische Reize verstärkt wird, sowie mechanische Hyperalgesie zumeist auf Druck, die zu einer ängstliche Vermeidung jeder äußeren Einflußnahme auf die Extremität führt.

2. *Symptome der Fehlregulation vegetativer Effektororgane:* Hyperhidrose oder Anhidrose, vasomotorische Regulationsstörung, sowie die sogenannten „trophischen" Störungen, die sich in Hautdystrophie, Glanzhaut und veränderten Nagel- und Haarwachstum oder Knochenentkalkungen niederschlagen.

3. *Motorische Symptome:* Gelenkversteifung und Bewegungsstörungen der betroffenen Extremitätenabschnitte.

Für diese Symptomkonstellation haben sich die Begriffe „Kausalgie" oder „Algodystrophie" eingebürgert; dabei mögen gewisse Kombinationen der oben genannten Symptome bei bestimmten Ursachen (z. B. Nervenverletzungen bei Schußwunden) oder in bestimmten Stadien der Erkrankung besonders häufig vorkommen, ohne jedoch konzeptionell eine unterschiedliche Pathogenese zu haben. Die überlappende Bezeichnung „M. Sudeck" ist strenggenommen daran gebunden, daß eine Entkalkung der Knochen im affizierten Bereich nachgewiesen werden kann, was zumindest in den Anfangsstadien röntgenologisch nicht der Fall ist. Die Bezeichnung „sympathische Reflexdystrophie" trägt zwar der Fehlregulation autonomer Effektororgane Rechnung, andererseits unterstellt sie aber zu unrecht eine bekannte Pathogenese der Schmerzen. Sympatholytische Therapie führt oft nicht zur Besserung der Schmerzsymptomatik, und ein wirklich *reflex*hafter Mechanismus konnte bisher nicht belegt werden. Der neueste Vorschlag zur Nomenklatur der International Association for the Study of Pain ist der neutrale Begriff **complex regional pain syndrome (CRPS)** (Merskey, Bogduk 1994; Jänig, Stanton-Hicks 1996). Angesichts dieser nomenklatorischen Verwirrung ist eine genaue deskriptive Schilderung der geklagten Schmerzen, der sonstigen Symptome und der Befunde einer Benennung vorzuziehen, die schon in der Wortwahl angeblich involvierte Mechanismen impliziert; eine genaue Beschreibung hat ferner den Vorteil einer besseren Nachprüfbarkeit.

3 Beurteilungsfragen

Die Schwierigkeit von Patienten, ihre Beschwerden zu artikulieren und die Tendenz, sie mit ungewöhnlichen Analogien zu umschreiben, darf seitens des Gutachters nicht dazu verleiten, *a priori* die organische Grundlage der Beschwerden in Zweifel zu ziehen oder gar dem zu Begutachtenden Aggravation vorzuhalten. Generell besteht das Dilemma, daß *Defizite* (= „Minus"-Symptome) in der neurologischen Diagnostik häufig quantifiziert und objektiviert werden können, jedoch stehen für *Reizsymptome* („Plus"-Symptome) im allgemeinen und für Schmerzen im besonderen nur unzureichende diagnostische Hilfsmittel zur Verfügung. Der Einsatz von standardisierten „Schmerzfragebögen" wie etwa dem McGill-Questionaire (Masur 1995) kann hierbei hilfreich sein. In vielen Fällen schlägt der Versuch fehl, die Klagen mittels der üblichen neurologischen Hilfsmittel zu „objektivieren". Die Unfähigkeit des Untersuchers, selbst mit geeigneten Mitteln (Schwellenbestimmung der Kalt-, Warm- oder Schmerzschwellen für verschiedene thermische oder mechanische Qualitäten, Schweißtests, Temperaturmessung im Seitenvergleich oder Bestimmung des sensiblen Axonreflexes) aus den Beschwerden des Patienten oder auch nur seinem gestörten Befinden einen verwertbaren Befund zu machen, darf in der Begutachtungssituation nicht dem Probanden angelastet werden.

„Übliche" Schmerzen sind in den gängigen gutachterlichen Bewertungsmaßstäben enthalten. Hingegen rechtfertigen Schmerzen, die nach Art, Schwere oder Dauer dieses als „üblich" erachtete Maß übersteigen, eine besondere Berücksichtigung und Bewertung. Da zwar die Bedingungen und Mechanismen des anhaltenden Schmerzes zunehmend verstanden werden, die Intensität des Schmerzes aber nicht nur von der Schmerzursache, sondern auch vom subjektiven Schmerzerleben beeinflußt wird und damit nicht objektiv „meßbar" ist, ist immer eine individuelle Einschätzung notwendig. Die heutige Kenntnis über die somatischen Grundlagen neuropathischer Schmerzsyndrome sollte davor bewahren, primär von einer überwiegenden psychogenen Ursache dieser Symptome auszugehen.

Literatur

Baron, R., Saguer, M. (1993): Postherpetic neuralgia: Are C-nociceptors involved in signalling and maintenance of tactile allodynia? Brain 116:1477-1496.

Chelimsky, T.C., Low, P.A., Naessen, J.M., Wilson, P.R., Amadio, P.C. O'Brien, P.C. (1995): Value of autonomic testing in reflex sympathetic dystrophy. Mayo Clin. Proc. 70: 1029-1040.

Gracely, R.H., Lynch, S.A., Bennett, G.J. (1992): Painful neuropathy: altered central processing, maintained dynamically by peripheral input. Pain 51:175-194.

Jänig, W., Stanton-Hicks, M. (Eds.) (1996): Reflex Sympathetic Dystrophy: A Repraisal. Progress of Pain Research and Management, Vol. 6, IASP Press, Seattle.

Kilo, S., Schmelz, M., Koltzenburg, M., Handwerker, H.O. (1994): Different patterns of hyperalgesia induced by experimental inflammations in human skin. Brain 117:385-396.

Koltzenburg, M. (1995):The stability and plasticity of the encoding properties of peripheral nerve fibres and their relationship to provoked and ongoing pain. Semin.Neurosci. 7:199-210.

Koltzenburg, M. (1997): The Sympathetic Nervous System and Pain. In: Handbook of Pharmacology, Vol. 130, Pharmacology and Clinical Pharmacology of Pain, edited by Dickenson, A.H., Besson, J.-M. (Eds.) Springer Verlag, Heidelberg. 61-91.

Koltzenburg, M., Lundberg, L.E.R., Torebjörk, H.E. (1992): Dynamic and static components of mechanical hyperalgesia in human hairy skin. Pain 51:207-219.

Koltzenburg, M., Torebjörk, H.E., Wahren, L.K. (1994): Nociceptor modulated central plasticity causes mechanical hyperalgesia in acute chemogenic and chronic neuropathic pain. Brain 117: 579-591.

LaMotte, R.H., Shain, C.N., Simone, D.A., Tsai, E.F. (1991): Neurogenic hyperalgesia: psychophysical studies of underlying mechanisms. J.Neurophysiol. 66:190-211.

Masur, H. (1995): Skalen und Scores in der Neurologie. Thieme, Stuttgart.

McCarthy, B.G., Hsieh, S.T., Stocks, A., Hauer, P., Macko, C., Cornblath, D.R., Griffin, J.W., McArthur, J.C. (1995): Cutaneous innervation in sensory neuropathies – evaluation by skin biopsy. Neurology 45:1848-1855.

Merskey, H., Bogduk, M. (Eds.) (1994): Classification of chronic pain. IASP Press, Seattle.

Ochoa, J.L. Yarnitsky, D. (1993): Mechanical hyperalgesias in neuropathic pain patients: dynamic and static subtypes. Ann.Neurol. 33:465-472.

Ochoa, J.L. Yarnitsky, D. (1994): The triple cold syndrome: Cold hyperalgesia, cold hypoaesthesia and cold skin in peripheral nerve disease. Brain 117:185-197.

Raja, S.N., Treede, R.-D., Davis, K.D., Campbell, J.N. (1991): Systemic alpha-adrenergic blockade with phentolamine: A diagnostic test for sympathetically maintained pain. Anesthesiology 74:691-698.

Rowbotham, M.C. Fields, H.L. (1996): The relationship of pain, allodynia, and thermal sensation in post-herpetic neuralgia. Brain 119:347-354.

Rowbotham, M.C., Yosipovitch, G., Connolly, M.K., Finlay, D., Forde, G., Fields, H.L. (1996): Cutaneous innervation density in the allodynic form of postherpetic neuralgia. Neurobiol.Dis. 3: 205-214.

Torebjörk, E., Wahren, L.K., Wallin, G., Hallin, R., Koltzenburg, M. (1995): Noradrenaline-evoked pain in neuralgia. Pain 63:11-20.

Treede, R.-D., Davis, K.D., Campbell, J.N., Raja, S.N. (1992): The plasticity of cutaneous hyperalgesia during sympathetic ganglion blockade in patients with neuropathic pain. Brain 115:607-621.

Wall, P.D., Melzack, R. (Eds.) (1994), Textbook of Pain, 3rd Edn. Churchill Livingstone, Edinburgh.

Kriterien zur Leistungsbeurteilung bei Schmerzpatienten

B.Widder

Während bei Begutachtungen im Rahmen der gesetzlichen und privaten Unfallversicherung Fragen zu den Folgen eines konkreten Ereignisses und zum Kausalzusammenhang im Vordergrund stehen, ist die Fragestellung in der Rentenversicherung wesentlich abstrakter. So soll geklärt werden, ob der Betreffende trotz seiner Beschwerden – letztlich unabhängig von der zugrunde liegenden Ursache – noch in der Lage ist, seine bisherige Tätigkeit bzw. Tätigkeiten auf dem allgemeinen Arbeitsmarkt weiterhin auszuüben. Liegt in diesem Fall kein neurologisches und/oder psychiatrisches Krankheitsbild vor, das als solches bereits schwerwiegenden, leistungseinschränkenden Charakter besitzt, erweist sich die gutachterliche Einschätzung häufig als äußerst schwierig.

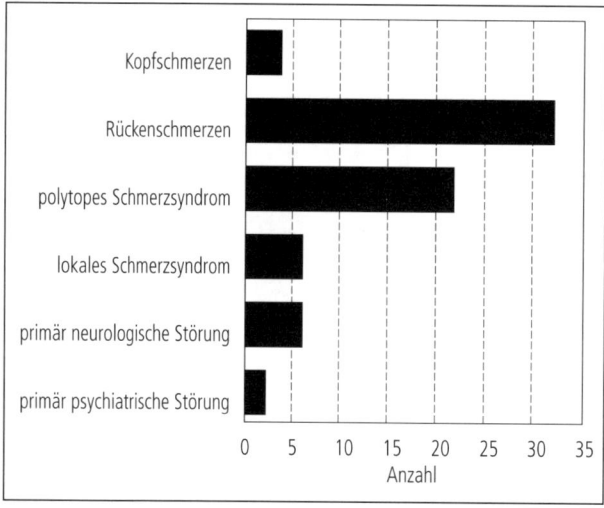

Abb. 1: Im Vordergrund stehende Beschwerden bei 72 Sozialgerichtsgutachten zur Frage der beruflichen Leistungsfähigkeit

Eine Analyse von 72 Gutachten zur Frage der beruflichen Leistungsfähigkeit im Auftrag von Sozialgerichten, die in der Neurologischen Poliklinik der Universität Ulm bearbeitet wurden (Widder und Aschoff 1995), verdeutlicht die Problematik: Bei annähernd 90 % der strittigen Fälle standen Klagen über Schmerzen im Vordergrund, für die sich kein oder kein entsprechendes organisches Korrelat nachweisen ließ (Abb. 1). Der überwiegende Teil dieser Probanden (84 %) klagte dabei über im Rücken oder polytop lokalisierte Schmerzen. In weniger als der Hälfte der Fälle lagen nachweisbare körperliche Ausfallserscheinungen (überwiegend Wurzelreizsyndrome) und/oder eine depressive Symptomatik vor, deren Schweregrad jedoch nur minimal war. In 17 % waren vor der Rentenantragstellung bereits eine oder mehrere Bandscheibenoperationen erfolgt, ohne daß jetzt wesentliche Narben oder ein Rezidiv zu erkennen waren.

Gutachterliche Probleme

Insgesamt sind bei der Leistungsbeurteilung chronischer Schmerzsyndrome drei Probleme abzugrenzen:

1 Problem der diagnostischen Zuordnung

Wie Fallbeispiel 1 zeigt, bestehen bei Schmerzstörungen ohne entsprechendes organisches Korrelat häufig erhebliche Schwierigkeiten, diese einem klaren Krankheitsbild zuzuordnen. Auch blumige Einschätzungen, wie in Fallbeispiel 2 genannt, helfen hier nicht weiter und führen sowohl bei den betreuenden Ärzten als auch bei den Betroffenen eher zu Verwirrung. Dies betrifft insbesondere neuere „Modediagnosen" wie das sogenannte Fibromyalgiesyndrom, über das in der vorliegenden Monographie ebenfalls berichtet wird. Das Auftauchen einer solchen Diagnose führt immer wieder dazu, daß die Betroffenen hieraus die irrige Vorstellung ableiten, daß damit „automatisch" eine fehlende Berufs- und/oder Erwerbsfähigkeit nachgewiesen sei. Demgegenüber attestiert die jüngste Auflage der „Sozialmedizinischen Begutachtung in der gesetzlichen Rentenversicherung" (1995) auch bei „gesicherter Fibromyalgie" in der Regel vollschichtige Leistungsfähigkeit für leichte bis gelegentlich mittelschwere Tätigkeiten unter Vermeidung von Zwangshaltungen, Akkordarbeit und besonderem Streß.

Fallbsp. 1: Probleme der diagnostischen Zuordnung bei einer 53-jährigen, seit 23 Jahren in Deutschland lebenden Griechin, 1992 nach vielfachen Krankschreibungen wegen anhaltender Nacken- und Rückenschmerzen von der Firma gekündigt

2/92	Orthopädisches Heilverfahren: Zervikal- und Lumbalsyndrom mit pseudoradikulärer Symptomatik
12/92	Neurologische Klinik: Funktionell überlagertes Zervikobrachialsyndrom
1/93	Neurologische Klinik: Schmerzen bei degenerativen Wirbelsäulenveränderungen
10/93	Orthopädisches Gutachten: Funktionell überlagertes chronisches Schmerzsyndrom
1/94	Nervenärztliches Gutachten: Neurotische Fehlhaltung mit Aggravation
4/94	Orthopädisches Gutachten: Rentenwunsch
9/94	Nervenärztliches Gutachten: Neurotische Persönlichkeitsentwicklung mit psychosomatischer Beschwerdeüberlagerung
3/95	Hausarzt: Generalisiertes Schmerzsyndrom, Depression
5/95	Nervenärztliches Gutachten: Generalisiertes psychogenes Schmerzsyndrom
9/95	Nervenärztliches Gutachten: Somatoforme Schmerzstörung

Im DSM-III R und ICD-10 werden derartige Beschwerden unter dem Oberbegriff der „somatoformen Störung" subsummiert. Eine somatoforme „Schmerzstörung" wird dann angenommen, wenn folgende Kriterien erfüllt sind: (1) Übermäßige Beschäftigung mit Schmerz seit mindestens 6 Monaten, und (2) eingehende Untersuchungen ergaben keine organischen Ursachen des Schmerzes bzw. – falls der Schmerz mit einer organischen Erkrankung in Beziehung steht – die Beschwerden und die hieraus resultierenden sozialen oder beruflichen Beeinträchigungen gehen über das aufgrund des körperlichen Befundes erwartete Ausmaß hinaus. Treten zusätzlich noch andere Beschwerden wie z.B. diffuse gastrointestinale oder kardiopulmonale Symptome, Schwindel- oder Schwächegefühl hinzu, wird der Gesamtkomplex mit dem Begriff der „Somatisierungsstörung" umschrieben.

Fallbsp. 2: Für die gutachterliche Einschätzung wenig hilfreiche "Diagnoseausweitung" bei einem 52-jährigen, seit einem Unfall vor 7 Jahren nicht mehr im Arbeitsprozeß stehenden LKW-Fahrer

7/89	Nervenärztliches Gutachten: Fehlverarbeitung des Unfalles, Neigung zu psychosomatischer Symptombildung sowie Aggravation
5/90	Nervenärztliches Gutachten: Hypochondrisch-depressive Entwicklung mit zahlreichen funktionellen Beschwerden
6/93	Nervenärztliches Gutachten: Chronifizierte Schmerzkrankheit mit multilokulären Beschwerden und resignativ-passiver Lebenseinstellung
12/93	Orthopädisches Gutachten : Ausgeprägtes sekundär fixiertes Fibromyalgiesyndrom bei nociceptiver zentralnervöser Fehlverarbeitung mit sekundärer Übererregbarkeit der Kerne im motorischen Vorderhorn. Chronisches, myogen dysbalanciertes und dysfunktionelles cervikales, cervicocephales und cervicobrachiales, thorakales, lumbosakrales Syndrom. Facettensyndrom der LWS bei initialer Spondylarthrose. Somatisierte Depression

2 Fehlende Korrelation zwischen Diagnose und Leistungseinschätzung

Auch bei Festlegung auf die klinische Diagnose einer somatoformen Störung oder des sogenannten Fibromyalgiesyndroms sagt diese in keinster Weise etwas darüber aus, ob der zu Begutachtende „bei Anlegen eines strengen Maßstabes" – wie juristischerseits gefordert – noch in der Lage ist, eine Tätigkeit „ohne Gefährdung der Restgesundheit" auszuüben. Aschoff (1994) spricht in diesem Zusammenhang von einem „Quantensprung" bzw. einer Scheinkorrelation zwischen Diagnose und Leistungseinschätzung. Dies trifft umso mehr zu, als die Schmerzempfindung bekanntlich in ausgeprägtem Maße dem subjektiven Erleben unterworfen ist und es bis heute keine objektiven Meßmethoden zur Quantifizierung von Schmerzen gibt. Auch elektrophysiologische und bildgebende Zusatzuntersuchungen tragen nur in sehr begrenztem Umfang zur Klärung der Frage bei, ob und wie stark jemand Schmerzen empfindet und ob sich hieraus eine leistungseinschränkende Beeinträchtigung ergibt. In diesem Zusammenhang sei auf die Untersuchung von Jensen et al. (1994) hingewiesen, die 98 beschwerdefreie Personen im Durchschnittsalter von 42 Jahren mittels lumbaler Magnetresonanz-Tomographie untersuchten. Insgesamt die Hälfte der Untersuchten zeigten Bandscheibenprotrusionen, bei rund 30 % (!) waren diese sogar von der Qualität eines Bandscheibenvorfalles.

3 Unterscheidung zwischen glaubhaften Schmerzen und Aggravation

Das Fehlen faßbarer Befunde macht gleichzeitig die Abgrenzung zu Simulation und Aggravation äußerst problematisch. Entsprechend hat Wölk (1992) zurecht darauf hingewiesen, daß die im DSM-III-R genannte somatoforme Schmerzstörung in wesentlichen Punkten dieselben diagnostischen Kriterien erfüllt wie die der Simulation. Zwar legt erfahrungsgemäß nur ein geringer Teil der zu begutachtenden Probanden eine bewußte Simulation oder eine ausgeprägte, bewußtseinsnahe Aggravation an den Tag, eine Verdeutlichungstendenz und Betonung der empfundenen Beschwerden in der Begutachtungssituation ist jedoch eher die Regel als die Ausnahme. Nach Winckler und Foerster (1996) ist zudem zu beachten, daß eine solche Übertreibung nicht immer betrügerischen Motiven entspringen muß, sondern Ausdruck des Bemühens sein kann, dem fremden Untersucher in der zeitlich befristeten Untersuchungssituation die eigenen Beschwerden möglichst eindrücklich zu vermitteln.

Die zudem vom Rentenversicherungsträger bzw. dem Sozialgericht gestellte Forderung nach Prüfung der „zumutbaren Willensanspannung" führt nicht zu einer Vereinfachung der Situation und stellt eine eher philosophische Frage dar (Aschoff 1991, Möllhoff 1985). Dies um so mehr, als Verharren in der Krankheit häufig mit einem wesentlich besseren sozialen Status verbunden ist als willentliches Überwinden mit der danach folgenden Nichtvermittelbarkeit auf dem heutigen Arbeitsmarkt (Tabelle 1). Bei längerem Zeitverlauf und abhängig vom primären und/oder sekundären Krankheitsgewinn ist außerdem davon auszugehen, daß eine anfangs dem willentlichen Zugriff durchaus zugängliche Neigung zur Überbewertung von Beschwerden in zunehmendem Maße chronifizieren und letztlich sogar eigenständigen Krankheitscharakter gewinnen kann.

Tab. 1: Das Problem der "zumutbaren Willensanspannung" im Kontext mit der derzeit existierenden sozialen Situation in der Bundesrepublik Deutschland für ältere Arbeitnehmer.

Willentliches Überwinden der Krankheit	Verharren in der Krankheit
Nichtvermittelbarkeit auf dem Arbeitsmarkt	Rente und soziale Sicherung
Sozialhilfe	gesellschaftliche Akzeptanz
Verlust des gesellschaftlichen Status	
soziale Isolation	

Bei der Beurteilung der „Willensanspannung" sind stets ist auch mögliche zugrunde liegende psychische Konflikte zu berücksichtigen. So betreffen derartige Schmerzstörungen zum einen gehäuft Personen, die zuvor in besonderem Maße leistungsbereit, arbeitseifrig und unter Hintanstellung eigener Wünsche stets an der Grenze ihrer eigenen Leistungsfähigkeit lagen. Es braucht dann relativ wenig, um dieses labile Gleichgewicht ins Wanken zu bringen und unbewußte, nicht eingestandene Abhängigkeits- und Versorgungswünsche unter dem Deckmantel der somatischen Beschwerden in der Vordergrund zu rücken. Zum anderen dient die Befassung mit Schmerzen bei depressiven Persönlichkeiten nicht selten auch der Aufrechterhaltung des psychischen Gleichgewichtes und verhindert, daß der/die Betroffene in eine manifeste tiefe Depression gerät (Marelli 1991). Es versteht sich von selbst, daß die Zumutbarkeit einer willentlichen Beeinflussung derartiger „Konfliktlösungen" äußerst schwierig zu beurteilen ist. Nicht zuletzt gilt auch zu berücksichtigen, daß die „Zumutbarkeit der Willensanspannung" kulturell und zeitlich sich ändernden Konventionen unterworfen ist, von denen sowohl der zu Untersuchende als auch der Gutachter und Richter beeinflußt sind (Winckler und Foerster 1996).

Ansätze zur Problemlösung

Angesichts des nur marginalen Zusammenhangs zwischen der diagnostischen Zuordnung geklagter Schmerzen und der geforderten Leistungsbeurteilung stellt sich die Frage nach praktisch verwertbaren Kriterien für das gutachterliche Vorgehen. Auch in der jüngeren Literatur finden sich hierzu kaum praktische Hilfen. So wird in der neuesten Auflage der vom Verband Deutscher Rentenversicherungsträger herausgegebenen „Sozialmedzinischen Begutachtung in der gesetzlichen Rentenversicherung" (1995) zum Stichwort der sozialmedizinischen Beurteilung von Schmerzen von neurologischer Seite lediglich bemerkt, daß sich keine allgemeinen Regeln aufstellen lassen. Auch Lehrbücher über somatoforme Störungen und Schmerzpatienten (Egle u. Hoffmann 1993, Rief u. Hiller 1992) nennen zwar die immensen Kosten derartiger Krankheitsbilder und bemängeln die Häufigkeit falscher gutachterlicher Einschätzung, bieten jedoch keine konkreten Richtlinien an. Gebhart (1989) vermutet daher sicherlich nicht zu Unrecht, daß angesichts der Schwierigkeiten der Bewertung somatoformer Störungen die wissenschaftliche Auseinandersetzung mit dem Thema gemieden wird.

Ein Ansatzpunkt für deren Einschätzung könnte sich im Prinzip aus der insbesondere von psychologischer Seite sehr intensiv betriebenen Schmerzforschung mit einer kaum mehr übersehbaren Zahl von Selbsteinschätzungsfragebogen und Schmerzskalen ergeben. Zu den bekanntesten zählen der McGill Pain Questionnaire (Melzack 1983), der Oswestry Low Back Pain Disability Questionnaire (Fairbank et al. 1980), das Sickness Impact Profile (Bergner et al. 1976) sowie die Schmerzzeichnung nach Ransford et al. (1976). Im deutschen Sprachraum ist neben den Übersetzungen der angloamerikanischen Originalversionen (Kiss et al. 1987) der „MOPO-Test" (Measurement Of Patient Outcome) von Jäckel et al. (1987) zu nennen, der einen umfassenden Fragebogen zur Beeinträchtigung im täglichen Leben und zum Vorliegen psychischer Auffälligkeiten enthält.

So attraktiv diese Fragebogen nicht zuletzt vom zeitökönomischen Aspekt her sein mögen, ist ihre Brauchbarkeit bei der gutachterlichen Tätigkeit doch kritisch zu sehen. So nannte bereits Teusch (1985) die verständliche Abwehrhaltung der Probanden gegenüber Fragebogen in der Begutachungssituation, und auch aus jüngerer Zeit liegen skeptische Wertungen vor: Chapman u. Brena (1990) fanden eine erhebliche Inkonsistenz der Fragebogeneinschätzung bei schwebenden Rentenverfahren, und Lehmann et al. (1993) konnten keinen Zusammenhang zwischen den Ergebnissen von Fragebogen und der Rückkehr zum Arbeitsplatz nachweisen.

Ein weiterer Ansatzpunkt ergibt sich aufgrund der Nähe zu den Neurosen. Benutzt man eine erweiterte Definition des – im DSM-III-R nicht mehr enthaltenen – Begriffs der „Neurose", wonach hierunter alle psychogenen Erkrankungen zu verstehen sind, die eine Störung im psychischen und/oder körperlichen und/oder charakterlichen Bereich bedingen (Hoffmann 1986), erscheint die Heranziehung der dabei benutzten Kriterien auch für somatoforme Schmerzstörungen gerechtfertigt (Wölk 1992). Doch auch hier finden sich nur wenige konkrete Ansätze. Bereits 1974 schlug jedoch Schepank eine „Neuroseskala" mit quantitativer Einschätzung der körperlichen, psychischen und sozialen Beeinträchtigung vor und 1978 nannte Dietrich als Gradmesser für die Schwere einer Neurose das soziale Verhalten des Patienten außerhalb der Begutachtungssituation. Weitere, praktisch verwertbare Hinweise finden sich bei Foerster (1992), der 5 Kriterien zur Erfassung prognostisch ungünstiger Störungen beschreibt (mehrjähriger Verlauf, kontinuierliche Chronizität, regelmäßige Therapie, vorausgeganene stationäre Behandlungsversuche, gescheiterte Rehabilitationsmaßnahmen). Konrad (1992) schließlich schlägt vor, die Begutachtung solle sich daran orientieren, inwieweit die Symptomatik die Organisation der Lebensführung übernommen hat, inwieweit es zu einer Festlegung auf störungsspezifische stereotype Verhaltensweisen gekommen, und inwieweit eine realitätsverzerrende Wahrnehmung eingetreten ist.

„Wer Schmerzen bei der Arbeit hat, hat diese auch zuhause"

Insbesondere die zuletzt genannten Kriterien tragen der eigentlich banalen Einsicht Rechnung, daß jemand, der bei der Arbeit durch Schmerzen und andere körperliche Beschwerden beeinträchtigt ist, unter diesen auch während der Freizeit leidet. In der Konsequenz bedeutet dies, daß sich die Leistungsbeurteilung somatoformer Störungen weniger an der diagnostischen Zuordnung der geklagten Beschwerden und dem psychodynamischem Hintergrund als an deren Auswirkungen auf das Familien- und Sozialleben zu orientieren hat (Tabelle 2).

Tab. 2: Kriterien für die Einschätzung des Leistungsvermögens bei somatoformen Störungen

Kriterien ersten Ranges	Beeinträchtigungen im familiären und sozialen Umfeld
	Glaubhaftigkeit der Beschwerden
Kriterien zweiten Ranges	neurologisch-psychiatrische Diagnose

Der Wert der Erfassung außerberuflicher Beeinträchtigungen liegt dabei vor allem darin, daß er letztlich der einzige brauchbare Parameter ist, um die bei mangelnden objektivierbaren körperlichen Befunden entscheidende Frage nach der Glaubwürdigkeit der geklagten Beschwerden zu beantworten. Da sich der Rentenantragansteller selbst aufgrund seiner Beschwerden für nicht mehr erwerbs- oder berufsfähig hält und meist auch bereits seit geraumer Zeit nicht mehr im Erwerbsleben steht, ist weder die Beschwerdeschilderung selbst noch die berufliche Anamnese geeignet, hierzu eine klare Aussage zu machen. Demgegenüber ist die Anamnese des sozialen Umfeldes zumindest weitgehend vom „Streitgegenstand" der beruflichen Leistungsfähigkeit losgelöst und außerdem in wesentlichen Aspekten einer objektiven Nachprüfung durch Fremdanamnese zugänglich. Insbesondere bei wenig kooperativen, sehr klagsamen

Probanden ist der Wert der Fremdanamnese nicht hoch genug einzuschätzen. Die – selbstverständlich mit Einverständnis des zu Begutachtenden vorzunehmende – Exploration von Familienangehörigen oder Freunden in Abwesenheit des Probanden ist oft der einzige Weg, um Einblicke in das Alltagsleben des Betroffenen zu erhalten, und deckt Ungereimtheiten in der Schilderung von Beeinträchtigungen auf. Bewußte Falschaussagen stellen dabei nach eigener Erfahrung die extreme Ausnahme dar, vor allem, wenn das Ergebnis der Anamnese noch im Beisein des Angehörigen diktiert und um Korrektur möglicher Mißverständnisse gebeten wird.

In diesem Zusammenhang sei auch auf die grundsätzlich unterschiedliche Aufgabe des Gutachters hingewiesen. Auch wenn es für den üblicherweise in diagnostisch-therapeutischen Kategorien denkenden Arzt ungewohnt ist, befindet er sich als Gutachter doch in der Rolle des „Ermittlers mit medizinischem Rüstzeug", der im Auftrag der Gemeinschaft der Rentenversicherten bzw. der Sozialgerichtsbarkeit versuchen muß, den tatsächlich vorhandenen Grad der Beeinträchtigung im beruflichen Umfeld möglichst zuverlässig zu erfassen (Tabelle 3). Da dies im Falle somatoformer Schmerzstörungen nur anhand indirekter „Indizien" möglich ist, hat es über weite Strecken mehr mit kriminalistischer Aufklärungsarbeit als mit den gewohnten ärztlichen Aufgaben zu tun. Um dieses Ziel zu erreichen, ist das **Verstehen** der psychodynamischen Zusammenhänge unverzichtbar und selbstverständliche Voraussetzung für eine sachgerechte neurologisch-psychiatrische Begutachtung. Der neutrale Gutachter hat es jedoch strikt zu vermeiden, **Verständnis** und damit Parteinahme für den zu Untersuchenden zu zeigen. Wer sich mit diesen unterschiedlichen Blickwinkeln nicht arrangieren kann, sollte auf das Erstellen von Gutachten verzichten.

Tab. 3: Unterschiedliche Aufgaben von Arzt und Gutachter bei der Einschätzung der beruflichen Leistungsfähigkeit

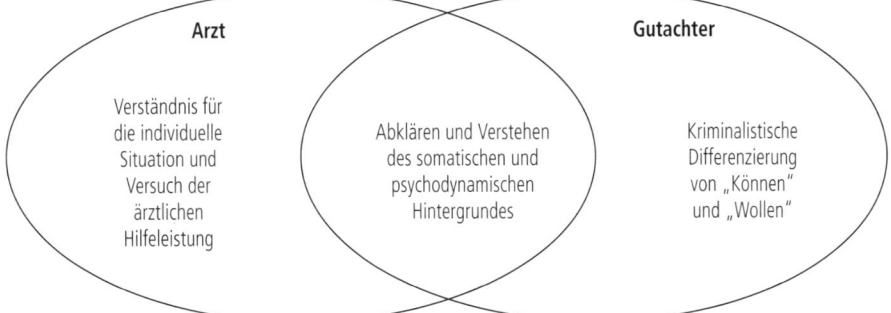

„Indizienliste" zur Beurteilung somatoformer Störungen

Im Rahmen der eingangs genannten Analyse von Sozialgerichtsgutachten zeigte sich, daß die Einschätzung der Leistungsfähigkeit und damit letztendlich auch die Entscheidung über Rente oder Nicht-Rente auf der Gesamtschau relativ weniger, immer wiederkehrender Befunde beruhte. Diese umfaßten zwar „klassische" neurologisch-psychiatrische Parameter der klinischen Untersuchung, der Schmerz-Anamnese und des Ausschlusses einer depressiven oder dementiellen Entwicklung, der überwiegende Teil der „Indizienkette" setzte sich jedoch aus Fragen zum Tagesablauf zusammen. Eine Zusammenstellung der verwendeten Kriterien findet sich in Tabelle 4. Angesichts der eher kriminalistisch als ärztlich-therapeutisch anmutenden Aufgabe der Differenzierung von „Wollen" und „Können" wurde dabei bewußt der Begriff der „Indizienliste" gewählt. Um dem individuellen Charakter der Exploration Rechnung zu tragen, wurde die Fragebogenform vermieden und es werden lediglich Hinweise zu möglichen Fragen gegeben. Soweit realisierbar, werden nur Punkte genannt, die durch Fremdanamnese nachprüfbar sind. Die vorgenommene Trennung in verschiedene „Indiziengruppen" mag etwas willkürlich erscheinen, da Überschneidungen unumgänglich sind, wurde jedoch aus Gründen der Übersichtlichkeit gewählt.

Während die „Allgemeinen Indizien" unschwer durch Beobachtung während der Untersuchung zu erfassen sind und dazu dienen, Eindrücke über die willentliche Steuerbarkeit der geklagten Beeinträchtigungen zu bekommen, erfordert die Beurteilung des Tagesablaufs im Einzelfall eine umfassende, minutiöse Exploration der Lebensführung. Insbesondere Fragen zu derzeitigen und früheren Hobbies, Vereinsaktivitäten und Urlaubsfahrten sind nach eigener Erfahrung hilfreich, da hierbei am ehesten glaubwürdige Angaben über das tatsächliche Maß der Beeinträchtigung zu erhalten sind.

Tab. 4: Indizienliste zur Beurteilung des Leistungsvermögens von Probanden mit somatoformen Störungen (modifiziert nach Widder und Aschoff 1995)

a) Indizien anhand der Beobachtung

unbeobachtetes Gangbild	... Schnelligkeit und Ablauf der Bewegungen, Mitschwingen der Arme
Spontanmotorik	... spontane Kopfdrehungen und Greifbewegungen
Stillsitzen	... entlastende Körperbewegungen, Aufstehen während der Exploration ? Wie oft, in welcher Zeit ?
An- und Auskleiden	... Stehen oder Sitzen, Bückfähigkeit, Benutzen beider Hände
Handverschwielung	... Hinweise auf körperliche Aktivitäten

b) Indizien anhand des Tagesablaufes

Schlaf	... Einschlafen, Dauer, Häufigkeit des nächtlischen Aufstehens, Schlaf tagsüber ?
Aufstehen	... wann, wer macht Frühstück ?
Körperpflege	... Haare waschen ohne Hilfe, wie oft ?
Haushalt	... Größe der Wohnung, wer kocht, putzt, kauft ein, Treppensteigen erforderlich ?
Hobbies	... Briefmarken sammeln, Gartenarbeit, Stricken, Kreuzworträtsel lösen usw.
soziale Aktivitäten	... Vereinsleben, Stammtisch, Skatabende, Chor
sexuelle Aktivitäten	... wann zuletzt, wie oft ?
Sport	... Radfahren, Kegeln, Wandern usw.
Urlaub	... wann zuletzt, wo, Beförderungsmittel, benötigte Fahrtpausen ?
Spaziergänge	... wie lange, wohin, mit wem ?
Behandlungen	... Häufigkeit von Besuchen bei Ärzten und Therapeuten, wie dorthin gekommen ?
Autofahren	... selbst Auto fahrend, welche Strecke ?

c) Indizien anhand der Schmerzschilderung

Schilderung	... adäquat, vage, distanziert, zoenästhetisch ?
Lokalisation	... umschrieben, segmental, diffus ?
Häufigkeit	... dauernd, bereits beim Aufwachen, schmerzfreie/ arme Zeiten ?
Charakter	... stechend, drückend, dumpf, bohrend ?
körperhaltungsabhängig	... im Sitzen, Stehen, Gehen, Liegen ?
tätigkeitsabhängig	... bei der Arbeit, am Wochenende, im Urlaub ?

d) Ausschluß einer schwerwiegenden Depression

nervenärztliche Behandlungen	... wie oft, wie lange, auch stationär ?
Interessenverlust	... was war früher anders ?
Gefühl der Freudlosigkeit	... Freude an Enkelkindern usw. ?
Schuldgefühle	... im familiären und beruflichen Bereich
Suizidgedanken	... wann, wie oft, anderen mitgeteilt ?
sozialer Rückzug	... Zeitunglesen, Fernsehen, Teilnahme am aktuellen politischen Geschehen usw.
familiärer Rückzug	... Rollenwechsel innerhalb der Familie, Beschäftigung mit Enkelkindern usw.

e) Ausschluß eines organischen Psychosyndroms

Konzentration	... Diktieren falscher anamnestischer Angaben im Beisein des Probanden
Merkfähigkeit für Altbekanntes	... Geburtsdatum, Telefonnummer, Hochzeitstag, Vornamen der Eltern und Geschwister, Geburtsnamen der Mutter
Merkfähigkeit für Wichtiges	... Höhe derzeitiger Einkünfte, Einkünfte bei erwarteter Rentengewährung
Merkfähigkeit für Routinedinge	... was zum Frühstück gegessen, Zettel benötigt ?

f) Verschiedenes

Medikamente	... was, wie oft, wie lange ? Besserung hierunter ?
laufende Behandlungen	... Arzt- und Therapeutenbesuche, wie oft, wann zuletzt ?
Reaktion auf Provokationen	... Fähigkeit zum Führen eines Kraftfahrzeugs, Eheprobleme aufgrund der Beschwerden, Diskussion konkreter Verweistätigkeiten
Fremdanamnese	... Tätigkeiten zuhause, Rückzugsverhalten, Umgang mit Freunden und Verwandten, Schlafstörungen, Arztbesuche

Da Schmerzen im Vordergrund der angegebenen Beschwerden stehen, ist deren detaillierte Analyse selbstverständlich Grundvoraussetzung. Entsprechend der gutachterlichen Zielsetzung dient diese jedoch erneut nicht nur der diagnostischen Einschätzung, sondern vermittelt dem Erfahrenen anhand der verwendeten Wortwahl ebenfalls Aufschlüsse über deren Glaubhaftigkeit. So wird z. B. eine vage, auch auf Nachfrage nur unpräzise und wechselhafte Schmerzschilderung Zweifel an der Echtheit des geklagten Leidensdrucks aufkommen lassen. Gleiches gilt für die Angabe eines andauernden Schmerzes, der sich zu keiner Tageszeit bessert und bei dem weder Medikamente noch Alkohol zu einer Entlastung führen.

Letztlich gilt es stets, neben neurologischen Ausfällen auch eine im Vordergrund stehende psychiatrische Erkrankung als Ursache der geklagten Beschwerden auszuschließen. Hierzu können Depressionsskalen wie das Beck-Inventar (Beck et al. 1961), das Münchner Psychiatrische Informations-System (von Zerssen 1976) oder die Zung-Depressionsskala (Zung 1965) beitragen, setzen jedoch Kooperationsbereitschaft des Probanden voraus. Anhand der im DSM-III-R genannten Kriterien dürften dem geübtem neurologisch-psychiatrischen Untersucher bei der Abklärung einer möglichen „major depression" aber selten größere Probleme entstehen. Größere Schwierigkeiten sind hingegen im Einzelfall bei der Beurteilung geklagter hirnorganischer Symptome wie Konzentrations- und Merkfähigkeitsstörungen zu erwarten, wie dies bei somatoformen Störungen häufig der Fall ist. Gängige neuropsychologische Testverfahren führen hierbei nur selten zu überzeugenden Ergebnissen, da sie ebenfalls in erheblichem Umfang von der Kooperationsbereitschaft des Probanden abhängen. Als einfache Hilfe zur Abschätzung der Kooperationsbereitschaft hat sich nach eigener Erfahrung der von Rey vorgeschlagene, einfache Test bewährt, der eine scheinbar schwierige Prüfung der Merkfähigkeit beinhaltet (Abb. 2) (zitiert in Lezak 1983).

Abb. 2: Simulationstest nach Rey mit Darbietung eines scheinbar schwierigen Gedächtnistests, der auf wenigen Grundstrukturen beruht. Der Proband wird aufgefordert, die erinnerten Zeichen unabhängig von der Reihenfolge aufzuzeichnen. Jeder nicht schwerstbehinderte, schreib- und lesefähige Proband kann spätestens beim zweiten Durchgang wenigstens 9 Items korrekt wiedergeben.

Nicht zuletzt sei auch auf die Benutzung provozierender Fragen hingewiesen, die Aufschlüsse über die Affekt- und Impulskontrolle geben. Hierzu gehören Fragen, ob bzw. warum der Proband sich nicht in der Lage sieht, bestimmte Tätigkeiten auszuüben. Wesentlich ist dabei jedoch, daß möglichst konkrete Beschäftigungsmöglichkeiten genannt werden (Tabelle 5). Nach eigenen Erfahrungen ist die gemeinsame Diskussion verschiedener möglicher Berufstätigkeiten erneut ein wichtiger „Baustein" zur Abschätzung der Glaubhaftigkeit der geklagten Beschwerden und der Bereitschaft zu einer „zumutbaren Willensanspannung".

Tab. 5: Leichte Verweistätigkeiten auf dem allgemeinen Arbeitsmarkt mit allgemein bekanntem Anforderungsprofil

- Nachtportier im Hotel, Rezeption von Kurklinik
- Lagerist für Autozubehör, Werkzeugausgabe
- Hausmeister in Fußballclub oder Appartmenthaus
- Wächter in Tiefgarage (Beobachtung von Monitoren, Wechsel von Stehen, Sitzen und Gehen)
- Botendienst eilige Arzneimittel (wenn Führerschein vorhanden)
- Verkäufer Tabakladen, Zeitschriftenkiosk, Tankstelle
- Berater in Baumarkt, Möbelhaus usw. (in Abhängigkeit der beruflichen Kenntnisse)
- Aufsicht Putzkolonne im Büro, Krankenhaus usw.
- Telefonvermittlung in Firma

Zusammenfassend erscheint bei der Begutachtung von Schmerzpatienten ohne entsprechendes organisches Korrelat eine exakte diagnostische Zuordnung der Beschwerden nicht zuletzt aus statistischen und wissenschaftlichen Erwägungen heraus unumgänglich. Bei selbstkritischer Betrachtung kommt man jedoch nicht an der Tatsache vorbei, daß die neurologisch-psychiatrisch-psychosomatische Diagnose allein so gut wie nichts über den Umfang des Leistungsvermögens im Rahmen eines Rentenverfahrens aussagt. Da sich der Rentenantragansteller selbst aufgrund seiner Beschwerden für nicht mehr erwerbs- oder berufsfähig hält, muß sich die sozialmedizinische Einschätzung wesentlich an der Glaubwürdigkeit seiner Angaben orientieren. Der wahrscheinlich einzige Zugang zu deren Beurteilung ist die umfassende, minutiöse Exploration der Aktivitäten des täglichen Lebens („ADL") mit den hierbei erkennbaren Beeinträchtigungen im sozialen und familiären Umfeld, möglichst untermauert durch eine geeignete Fremdanamnese.

Literatur

Aschoff, J.C.(1991): Zur Frage der „zumutbaren Willensanspannung" bei der Überwindung eines Leidens. Ein schwieriges sozialmedizinisch-gutachterliches Problem. Versicherungsmedizin 43:5-9
Aschoff, J.C. (1994): Vom „Quantensprung" zwischen Festlegung einer psychiatrischen Diagnose und Einschätzung des Leistungsvermögens auf dem Arbeitsmarkt. Med.Sach. 90:29-31
Beck, A.T., Ward, C.H., Mendelson, M. et al.(1961): An inventory for measuring depression. Arch.Gen.Psychiat. 4:561-571
Bergner, M., Robbit, R.A., Pollard, W.E. et al.(1976): The Sickness Impact Profile: validation of a health status measure. Med.Care 14:57-67
Chapman, S.L., Brena, S.F. (1990): Patterns of conscious failure to provide accurate self-report data in patients with low back pain. Clin.J.Pain 6:178-190
Dietrich, H. (1978): Über krankhafte und nicht-krankhafte Willensschwäche in der Rentenversicherung und im Strafrecht aus der Sicht des Gutachters. Med.Sach. 74:90-92
Egle, U.T., Hoffmann S.O. (1993): Der Schmerzkranke. Schattauer, Stuttgart-New York 1993,
Fairbank, J.C.T, Mbaot, J.C., Davies, J.B. et al. (1980): The Oswestry low back pain disability questionnaire. Physiotherapy 66:271-273

Foerster, K. (1992): Psychiatrische Begutachtung im Sozialrecht. Nervenarzt 63:129-136

Gephart, W. (1989): Gutachterliche Probleme bei Neurosen und Persönlichkeitsstörungen. Öff.Gesundh.Wesen 51:516-521

Hoffmann, S.O. (1986): Psychoneurosen und Charakterneurosen. In: Kisker, K.P., H. Lauter, J.E. Meyer u.a. (Hrsg.): Psychiatrie der Gegenwart. Band I. Neurosen, psychosomatische Erkrankungen, Psychotherapie. Springer, Berlin-Heidelberg-New York, S.29-62

Jäckel, W., Czisker, R., Andres, C. et al. (1987): Messung der körperlichen Beeinträchtigung und der psychosozialen Konsequenzen bei chronischen Kreuzschmerzen. Z.Rheumat. 46: 25-33

Jensen, M.C., Brant-Zawadzki, M.N., Obuchowski, N. et al. (1994): Magnetic resonance imaging of the lumbar spine in people without back pain. New Engl.J.Med. 331:69-73

Kiss, I., Müller, H., Abel, M. (1987): The McGill Pain Questionnaire – German Version. A study on cancer pain. Pain 29:195-207

Konrad, N. (1992): Die psychiatrisch-psychologische Beurteilung neurotischer Störungen im Rentenverfahren auf der Basis eines strukturell-sozialen Krankheitsbegriffs. Versicherungsmedizin 44: 45-49

Lehmann, T.R., Spratt, K.F., Lehmann, K.K. (1993): Predicting long-term disability in low back injured workers presenting to a spine consultant. Spine 18:1103-1112

Lezak, M.D.(1983): Neuropsychological assessment. Oxford University Press, New York

Marelli, R. (1991): Weichteilschmerzen und psychiatrische Begutachtung. Z.Unfallchir.Vers.med. 84:34-42

Melzack, R.D. (1983): The McGill Pain Questionnaire. In: Melzack, R. (Hrsg.): Pain Measurement and Assessment. Raven Press, New York, S.41-47

Möllhoff, G. (1985): Zur Begutachtung psychischer Störungen. Z.Allg.Med. 61:774-779

Ransford, A.O., Cairns, D., Mooney V. (1976): The pain drawing as an aid to the psychologic evaluation of patients with low-back pain. Spine 1:127-134

Rief, W., Hiller, W. (1992): Somatoforme Störungen. Hans Huber, Bern

Teusch, L. (1985): Die Rentenneurose. Dtsch.Ärztebl. 82:905-911

Verband Deutscher Rentenversicherungsträger (1995): Sozialmedizinische Begutachtung in der gesetzlichen Rentenversicherung. Gustav Fischer Verlag, Stuttgart-New York

Von Zerssen, D. (1976): Klinische Selbstbeurteilungs-Skalen (KSb-S) aus dem Münchner Psychiatrischen Informations-System (PSYCHIS München). Beltz, Weinheim

Widder, B., Aschoff, J.C. (1995): Somatoforme Störung und Rentenantrag: Erstellen einer Indizienliste zur quantitativen Beurteilung des beruflichen Leistungsvermögens. Med.Sach. 91:14-20

Winckler, P., K.Foerster (1996): Zum Problem der „zumutbaren Willensanspannung" in der sozialmedizinischen Begutachtung. Med.Sach. 92:120-124

Wölk, W. (1992): Somatoforme Schwerzstörung und Erwerbstätigkeit. Versicherungsmedizin 44: 49-53

Zung, W.W.K. (1965): A self rating depression scale. Arch.Gen.Psychiat. 12:63-70

Gutachtliche Bewertung der Fibromyalgie

C. D. Reimers

Die generalisierte Fibromyalgie ist nach wie vor ein umstrittenes Krankheitsbild. Sie beschäftigt vor allem Rheumatologen, aber auch Orthopäden, Neurologen, Internisten und Psychosomatiker. Während sie in der Rheumatologie als eigenständige Erkrankung seit mehreren Jahren fest etabliert ist und bis zu 50% der Diagnosen in einer rheumatologischen Praxis ausmacht, ist sie in der Neurologie als Krankheitsentität bisher nicht allgemein akzeptiert und wird vielfach als Sonderform der larvierten Depression oder als Somatisierungsstörung aufgefaßt. Es kann nicht Gegenstand dieses Beitrages sein, die Eigenständigkeit der Fibromyalgie als Krankheitsbild zu diskutieren. Für denjenigen Kollegen, der die Existenz der Fibromyalgie verneint, kann dieser Beitrag ohnehin keine Hilfe bei der Entscheidungsfindung in Gutachtenverfahren sein. Für die übrigen sollen zunächst die klinischen Kriterien der Diagnose dargelegt und dann gutachtliche Bewertungsmaßstäbe dargelegt werden.

Diagnose und Ätiologie der generalisierten Fibromyalgie

Die Diagnose der generalisierten Fibromyalgie beruht auf der Existenz chronifizierter Schmerzen am Rumpf und und den Gliedmaßen sowie multipler, typisch lokalisierter, drucksensitiver Punkte, sog. tender points. Die Schmerzen bei der Fibromyalgie sind im Gegensatz zu den eigentlichen Muskelschmerzen (Myalgien) nicht in den Muskelbäuchen, sondern vor allem in Gelenknähe lokalisiert. Untersuchungen des American College of Rheumatology (34) zeigten, daß 18 Druckpunkte diagnostisch besonders wertvoll sind (Tabelle). Die Untersuchung der drucksensitiven Punkte erfolgt durch den erfahrenen Untersucher meist digital. Alternativ stehen Druckaufnehmer, sog. Dolorimeter, zur Verfügung.

Drei von vier Patienten leiden zudem unter α-EEG-non-REM-Schlafstörungen, abnormer Müdigkeit und/oder Morgensteifigkeit. Daneben finden sich oft zahlreiche unspezifische (psychovegetative) Beschwerden wie Kopfschmerzen, Herzsensationen, Magen-Darm-Unregelmäßigkeiten und Dysmenorrhoen. Der klinische Befund ist bis auf die tender points unauffällig. Objektivierbare Befunde gibt es bisher nicht.

Die Angaben über die Prävalenz der Fibromyalgie in der allgemeinen Bevölkerung schwanken zwischen zwischen 1 und 10% (6). Betroffen sind vor allem Frauen im mittleren und fortgeschrittenen Lebensalter. Die Ätiologie der Fibromyalgie ist bisher trotz zahlreicher wissenschaftlicher Untersuchungen ungeklärt. Neben zentralnervösen werden psychische Störungen (Hypochondrie, Hysterie, Depression) als Krankheitsursache diskutiert. Die fibromyalgischen Schmerzen beruhen möglicherweise auf einem Komplex nozizeptiver, neuropathischer und dysregulatorischer Mechanismen des Zentralnervensystems sowie psychosomatischer Faktoren (35). So finden Russell et al. (24) bei Patienten mit einer Fibromyalgie deutlich erhöhte Liquorkonzentrationen des Neurotransmitters Substanz P, der in der Neurotransmission von Schmerzen von der Peripherie zum Zentralnervensystem eine Rolle spielt. Manches spricht dafür, daß die häufigen psychischen Störungen eher als Folge denn als Ursache der Erkrankung zu verstehen sind. So werden keineswegs alle Patienten mit einer Fibromyalgie psychisch auffällig. Außerdem finden sich die gleichen psychischen Auffälligkeiten auch bei chronischen Schmerzen anderer Ätiologie (14). Neben der häufigeren idiopathischen Fibromyalgie gibt es reaktive Formen, z. B. nach Virus- oder Borrelien-Infektionen (6, 11, 32), Unfällen (8, 17, 28, 32, 33), operativen (8, 32)

Fibromyalgie: Diagnostische Kriterien des American College of Rheumatology (34)

1. Anamnese ausgedehnter Schmerzen

1. Anamnese ausgedehnter SchmerzenDefinition: Schmerzen werden als ausgedehnt angesehen, wenn sie den folgenden Kriterien genügen: Schmerzen auf der linken und rechten Körperseite, Schmerzen oberhalb und unterhalb der Taille. Außerdem müssen Schmerzen am Achsenskelett (zervikal, ventral oder dorsal thorakal oder lumbal) bestehen. Schulter- und Gesäßschmerzen werden als Schmerzen auf der betroffenen Seite mitberücksichtigt. Kreuzschmerzen werden den Schmerzen unterhalb der Taille zugerechnet.

2. Schmerzen an 11 von 18 sog. tender points bei digitaler Untersuchung

Definition: Schmerzen bei digitaler Untersuchung an mindestens 11 der folgenden 18 tender points:
okzipital: beidseitig an den subokzipitalen Muskelansätzen
tief zervikal: beidseits an der Vorderseite der Ligg. transversaria C5-7
M. trapezius: beidseits in der Mitte des Muskeloberrandes
M. supraspinatus: beidseits am Ursprung oberhalb der Mitte der Spina scapulae
zweite Rippe: beidseits lateral und oberhalb der kostochondralen Verbindung
Epicondylus lateralis humeri: beidseits 2 cm distal der Epikondylen
glutäal: beidseits am oberen äußeren Quadranten
Trochanter major: beidseits dorsal des Trochanters
Knie: beidseits am medialen Fettpolster oberhalb des Knies

Die Palpation sollte mit einer "Kraft"* von etwa 4 kg erfolgen.
Um einen tender point als "positiv" zu deklarieren, muß der Patient die Palpation als schmerzhaft angeben. „Überempfindlichkeit" allein genügt den Kriterien nicht.

Die diagnostischen Kriterien sind erfüllt, wenn beide Kriterien erfüllt sind, die Schmerzen seit mindestens 3 Monaten bestehen und die Schmerzen nicht auf eine andere Grunderkrankung zurückgeführt werden können.

* In den Kriterien wird der Begriff "Kraft" benutzt und dennoch die Einheit kg gewählt.

und psychischen Traumata (3). Die Symptome der reaktiven Fibromyalgie unterscheiden sich nicht grundsätzlich von denen der primären Form (28), wenngleich die Beschwerden oft stärker ausgeprägt sind und daher häufiger die Erwerbsfähigkeit beeinträchtigen und entschädigt werden (8). Die Latenz zwischen der akuten Erkrankung und dem Auftreten der Fibromyalgie beträgt im Falle der Borrelien-Infektion bis zu 2 Jahre. Ein kontinuierlicher Übergang von der akuten Infektion in die Fibromyalgie ist allerdings häufiger (4, 11). Neben Schlafstörungen durch die Grundkrankheit könnte auch eine muskuläre Inaktivität als Folge eines Unfalls oder einer Infektion eine pathogenetische Rolle spielen (11). Klare Hinweise auf eine Organogenese fehlen jedoch selbst bei den sekundären Formen bisher, auch wenn es experimentell gelingt, fibromyalgische Schmerzen durch Unterbrechungen des non-REM-Schlafes (18) oder durch Zytokine (6, 20) zu induzieren.

Die Symptomatik persistiert bei den meisten Patienten über viele Jahre (5, 15, 16). Dennoch gelingt es nicht wenigen, sich mit den chronischen Schmerzen auf die Dauer zu arrangieren, so daß dennoch ein gutes Befinden angegeben wird (15). Ein regelmäßig erfolgreiches Therapiekonzept fehlt bisher. Am besten wirksam sind physikalische Maßnahmen (Sporttherapie, vor allem aerobes Ausdauertraining, Bäder, Haltungsschulung) (5, 16, 19, 25). Daneben sollte eine (medikamentöse) Verbesserung des Schlafes angestrebt werden (5, 13). Manchmal ist eine Psychotherapie notwendig, um zugrundeliegende oder Symptom-verstärkende Konflikte aufzuarbeiten (14). Voraussetzung für eine erfolgreiche Therapie ist die Aufklärung der Patienten darüber, daß es sich um ein wahrscheinlich funktionelles Leiden handelt, welches keinerlei Versehrtheit befürchten läßt. Der oft unverrückbare Glaube an eine organische Krankheitsursache beeinträchtigt nämlich oft die Kooperation der Patienten bei der physikalischen und Bewegungstherapie und führt zu „doctor shopping". Die Angst, unter einer unbekannten, schweren Erkrankung zu leiden, trägt außerdem zur Arbeitsunfähigkeit bei (23).

Die Fibromyalgie als Anlaß zur Begutachtung

Die Fibromyalgie ist nicht selten Anlaß zur ärztlichen Begutachtung mit der Frage der Berufs- und Erwerbsfähigkeit und zur Berentung (1). Außerdem stellt sich häufig eine bisher unerkannte Fibromyalgie als Ursache einer scheinbaren Ausgestaltung einer anderen Grunderkrankung heraus. So verbirgt sich nach unserer Erfahrung vor allem hinter einer unverhältnismäßigen Leistungsbeeinträchtigung durch eine Radikulopathie oft eine Fibromyalgie. Daneben können die reaktiven Fibromyalgie-Syndrome Anlaß zur Begutachtung und Entschädigung sein (8), etwa für Unfallversicherungen. Da sich in der Literatur bisher kaum Richtlinien für die Begutachtung der Fibromyalgie finden (21), muß die nachfolgende Darstellung zwangsläufig einen subjektiven Charakter tragen.

In ihren sozialen Auswirkungen ist die Fibromyalgie der rheumatoiden Arthritis durchaus vergleichbar (2). 6,3 % der Patienten waren in der Studie von Cathey et al. (2) wegen der Fibromyalgie berentet worden. Als günstige Prädiktoren bei der Krankheitsbewältigung haben sich ein höherer Bildungsgrad, eine erhaltene Arbeitsfähigkeit, ein geringes Gefühl der Hilflosigkeit gegenüber der Erkrankung mit einer guten Kontrolle über die Schmerzen, wenig sog. Stress, angemessene körperliche Aktivität, relativ niedrige Schmerzscores und ein höheres Lebensalter erwiesen (7, 31).

Verschiedene Symptome der Fibromyalgie sind gutachtlich relevant. Im folgenden werden die jeweiligen Beschwerden und ihre gutachtliche Relevanz diskutiert. Es ist selbstverständlich, daß beim gegebenen Patienten nicht alle Symptome vorhanden sein müssen. So sind Art und Ausmaß der Beeinträchtigungen bei der Berufsausübung individuell unterschiedlich.

Arbeits-, Berufs- und Erwerbsfähigkeit, Behinderung

Die statische Kraft und Ausdauer (9) sowie die dynamische Ausdauer (12) sind bei Patienten mit einer Fibromyalgie im Mittel reduziert, so daß längeres Einnehmen bestimmter Körperhaltungen, vor allem Bücken, von einem Teil der Patienten nicht verlangt werden kann. Wegen der geringen Kraft werden Heben und Tragen von schweren Lasten oft als eine besondere Belastung empfunden (10, 29). Repetitive Bewegungsabläufe und Distress können zu vermehrter Schmerzwahrnehmung führen (29). Auch längeres Sitzen und Stehen sowie andauerndes und rasches Gehen, Schreibmaschinen- und Computerarbeiten werden von vielen Patienten schlecht toleriert (29). Die sehr häufige Überempfindlichkeit gegenüber Kälte, manchmal auch Hitze (13) schränkt unter Umständen die Einsatzfähigkeit bei Außenarbeiten ein. Schichtarbeit beeinträchtigt den Schlaf (27) und kann sich daher ungünstig auf die Krankheitsentwicklung auswirken. In der Studie von Henriksson et al. (10) arbeitete die Mehrzahl der Patienten nicht ganztägig und war mit wechselnden Aufgaben betraut. Die Patienten können nach Auffassung von Raspe et al. (21) im allgemeinen leichte körperliche Tätigkeiten vollschichtig verrichten. Aktivitäten, die die Schmerzen nicht verstärken, sind langsames Gehen, leichte überwiegend sitzende Tätigkeiten einschließlich Büroarbeiten, Telefondienste sowie Lehrtätigkeiten (29). Für die Einschätzung des Grades der Behinderung nach dem Schwerbehindertengesetz gilt Analoges: Voraussetzung für eine dem Einzelnen angepaßte Bewertung ist eine genaue Anamnese der Einschränkungen im Alltag und Beruf. Das Ausmaß der Behinderung orientiert sich dabei an der individuellen Leistungsminderung und nicht an der Diagnose an sich. Schmerzen sind dabei zu berücksichtigen (§30 Abs. 1 BVG). Für leichtere Störungen werden Grade von 0 bis 20 %, für stärker behindernde Störungen mit wesentlicher Einschränkung der Erlebnis- und Gestaltungsfähigkeit 30 bis 40 % angegeben (22).

Auch wenn sich die Fibromyalgie durch eine große Hartnäckigkeit auszeichnet, so besteht bei konsequent durchgeführter Therapie grundsätzlich die Möglichkeit der Beschwerdebesserung. Wenn schon kein Wechsel des Arbeitsplatzes möglich ist, so sollte nach Auffassung des Autors eine Zeitrente zunächst einer Dauerrente vorgezogen werden und die Zeit zur Behandlung oder Umschulung genutzt werden. Während Raspe et al. (21) keinen signifikanten Einfluß rehabilitativer Maßnahmen oder frühzeitiger Berentung auf den Verlauf der Fibromyalgie ssehen, gibt Wigers (31) an, daß eine Dauerrente den Verlauf ungünstig beeinflußt.

Fibromyalgie in der Unfallversicherung

Wie oben erwähnt, kann die Fibromyalgie Folge von Infektionskrankheiten, Unfällen, operativen und psychischen Traumata sein. Sind diese selbst entschädigungspflichtig, so stellt sich die Frage, ob auch die daraus resultierende reaktive Fibromyalgie entschädigungspflichtig ist. Diese Situation könnte sich z. B. ergeben, wenn sich bei einem Waldarbeiter nach einer Lyme-Erkrankung durch einen Zeckenbiß bei der Arbeit oder nach einem fremdverschuldeten Halswirbelsäulen-Beschleunigungstrauma eine Fibromyalgie entwickelt.

Ob eine haftungsausfüllende Kausalität besteht, d. h. ein gesicherter ursächlicher Zusammenhang zwischen dem versicherten und schädigenden Ereignis und der Körperschädigung (in diesem Fall der Fibromyalgie) (26), ist im Einzelfall oft schwer zu beantworten. Die Anerkennung eines ursächlichen Zusammenhangs erfordert eine enge zeitliche Verbindung zwischen dem Unfall und der Entwicklung der Fibromyalgie. Als zeitliche Obergrenze für die Anerkennung eines Zusammenhangs ist zumindest bei Fibromyalgien nach Lyme-Infektionen von 2 Jahren auszugehen (siehe oben). Ein ursächlicher Zusammenhang wird umso wahrscheinlicher, je enger die zeitliche Verbindung ist, d. h. je fließender die unmittelbaren Unfallfolgen in die Fibromyalgie übergehen und je häufiger sich eine Fibromyalgie nach dem schädigenden Ereignis entwickelt. Er wird zudem dann eher anzuerkennen sein, wenn körperliche Störungen gegenüber psychischen im Vordergrund stehen und sich wenig Anhaltspunkte für eine Psychogenese finden. In der privaten Unfallversicherung besteht im Gegensatz zur gesetzlichen Unfallversicherung auch die Möglichkeit, eine Kausalitätsaufteilung vorzunehmen. Derjenige Arzt, der die Fibromyalgie grundsätzlich als eine psychosomatische Störung betrachtet, wird naturgemäß einen ursächlichen Zusammenhang eher ablehnen. Zu bedenken ist dabei allerdings, daß „auch bei psychischen Reaktionen ... der 'Anlage' nicht in jedem Fall von vornherein eine so überragende Bedeutung beigemessen werden" muß, „daß sie rechtlich die allein wesentliche 'Ursache' ist und die vom Unfallereignis oder seinen organischen Folgen ausgehenden Einwirkungen auf die Psyche als rechtlich unwesentlich in den Hintergrund treten" (22). Dies gilt jedoch nicht für die private Unfallversicherung, die „krankhafte Störungen infolge psychischer Reaktionen, gleichgültig, wodurch diese verursacht sind", nicht entschädigt (§ 2 Allgemeine Unfallversicherungs-Bedingungen Abs. IV). Das Dilemma der Begutachtung der Fibromyalgie, nämlich der Mangel einer allgemein anerkannten medizinisch-wissenschaftlichen Lehrmeinung, ist im Hinblick auf die ungeklärte bzw. multifaktorielle Genese der Erkrankung derzeit nicht aufzulösen.

Resumé

Die Begutachtung von Patienten mit einer Fibromyalgie wird durch die mangelnde Akzeptanz der Diagnose auch bei Ärzten, konkurrierende psychiatrische Diagnosen (z. B. larvierte Depression), die ungeklärte bzw. multifaktorielle Pathogenese und den weitgehenden Mangel objektivierbarer Befunde erschwert (30).

In Ausnahmefällen sind zur Beurteilung der Leistungsfähigkeit mehrere Beobachter und eine stationäre Begutachtung notwendig. Die Beschwielung der Hände und das Ausmaß von muskulären Inaktivitätsatrophien (eventuell z. B. Ultraschalluntersuchung der Muskeln) können die Angaben der Patienten über Leistungseinschränkungen stützen oder auch in Zweifel ziehen. Aufwändige Untersuchungen wie eine apparative Kraftprüfung sowie aerobe Belastungstests (Fahrrad- und Laufbandergometrie) sind sicher selten erforderlich, um die Leistungsfähigkeit einzuschätzen. Letztlich steckt hinter der Frage der Berentung wegen einer Fibromyalgie natürlich auch die gesellschaftliche Einstellung zur Zumutbarkeit von Arbeit.

Der Autor hält das Konzept der Fibromyalgie trotz der vielen offenen Fragen für geeignet, manche Beschwerden der Patienten besser zu verstehen und vielen Patienten zu helfen, mit ihrer Krankheit besser umzugehen. Er teilt nicht die Befürchtung, daß die Akzeptanz der Fibromyalgie als mögliche Ursache einer verminderten Erwerbsfähigkeit zu einer Flut von Rentenbewerbern und -gewährungen führen muß. Nicht die Diagnose Fibromyalgie an sich bedingt zwangsläufig eine Minderung der Berufs-/Erwerbsfähigkeit oder Behinderung, sondern nur die damit einhergehende Leistungseinschränkung. Und diese wiederum wurde auch bisher schon bei Gutachten berücksichtigt, wenn auch eventuell unter anderen Diagnosen. Es ist eher zu befürchten, daß die Ablehnung der Fibromyalgie als Krankheitsentität durch viele Neurologen dazu führen könnte, daß die entsprechenden Antragsteller unnötigerweise einem multidisziplinären Begutachtungsverfahren unterzogen werden, weil das Krankheitsbild anderen Fachgebieten zugerechnet wird, etwa der Rheumatologie. Sehr schwierig und leider wegen des dualistischen Modells der Pathogenese nicht ganz frei von Ideologien ist im Einzelfall die Beurteilung der Fibromyalgie als mögliche Unfallfolge.

Literatur

1. Bruusgaard, D., Evensen, A.R., Bjerkedal, T. (1993): Fibromyalgia – a new cause for disability pension. Scand. J. Soc. Med. 21: 116 – 119
2. Cathey, M.A., Wolfe, F., Kleinheksel, S.M., Hawley, D.J. (1986): Socioeconomic impact of fibrositis. A study of 81 patients with primary fibrositis. Am. J. Med. 81: 78 – 84
3. Culclasure, T.F., Enzenauer, R.J., West, S.G. (1993): Post-traumatic stress disorder presenting as fibromyalgia. Am. J. Med. 94: 548 – 549
4. Dinerman, H., Steere, A.C. (1992): Lyme disease associated with fibromyalgia. Ann. Intern. Med. 117: 281 – 285
5. Doherty, M., Jones, A. (1995): Fibromyalgia syndrome. Br. Med. J. 310: 386 – 389
6. Goldenberg, D.L. (1993): Do infections trigger fibromyalgia? Arthritis Rheum. 36: 1489 – 1492
7. Goldenberg, D.L., Mossey, C.J., Schmid, C.H. (1995): A model to assess severity and impact of fibromyalgia. J. Rheumatol. 22: 2313 – 2318
8. Greenfield, S., Fitzcharles, M.A., Esdaile, J.M. (1992): Reactive fibromyalgia syndrome. Arthritis Rheum. 35: 678 – 681
9. Henriksson, K.G., Backman, E., Henriksson, C., de Laval, J.H. (1996): Chronic regional muscular pain in women with precise manipulation work. A study of pain characteristics, muscle function, and impact on daily activities. Scand. J. Rheumatol. 25: 213 – 223
10. Henriksson, C., Gundmark, I., Bengtsson, A., Ek, A.C. (1992): Living with fibromyalgia. Consequences for everyday life. Clin. J. Pain 8: 138 – 144
11. Hsu, V.M., Patella, S.J., Sigal, L.H. (1993): „Chronic Lyme disease" as the incorrect diagnosis in patients with fibromyalgia. Arthritis Rheum. 36: 1493 – 1500
12. Jacobsen, S., Danneskiold-Samsoe, B. (1992): Dynamic muscular endurance in primary fibromyalgia compared with chronic myofascial pain syndrome. Arch. Phys. Med. Rehabil. 73: 170 – 173
13. Jerusalem, F., Zierz, S. (1991): Muskelerkrankungen. Klinik – Therapie – Pathologie. 2. Aufl.. G. Thieme, Stuttgart, New York, S. 287 – 289
14. Keel, P.J. (1995): Fibromyalgie. G. Fischer, Stuttgart, Jena, New York
15. Kennedy, M., Felson, D.T. (1996): A prospective long-term study of fibromyalgia syndrome. Arthritis Rheum. 39: 682 – 685
16. Ledingham, J., Doherty, S., Doherty, M. (1993): Primary fibromyalgia syndrome – an outcome study. Br. J. Rheumatol. 32: 139 – 142
17. Magnisson, T. (1994): Extracervical symptoms after whiplash trauma. Cephalagia 14: 223 – 227
18. Moldofsky, H. P., P. Scarisbrick (1976): Induction of neurasthenic muscolosceletal pain by selective sleep stage deprivation. Psychosomat. Med. 38: 35–44

19. Mucha, C. (1993): Physikalische Therapie ausgewählter weichteilrheumatischer Erkrankungen. Rheuma 13: 117 – 123
20. Opp, M.R., Krueger, J.M. (1991): Interleukin-1 receptor antagonists blocks interleukin-1 induced sleep and fever. Am. J. Physiol. 261: R453 – R457
21. Raspe, H., Cellarius, J., Mau, W., Wasmus, A., von Gierke, S. (1994): Leitlinien zur sozialmedizinischen Erfassung und Beurteilung der primaren Fibromyalgie. Gesundheitswesen 56: 596 – 598
22. Rauschelbach, H.-H. (1995): Minderung der Erwerbsfähigkeit – Grad der Behinderung. In: Rauschelbach, H.-H., Jochheim, K.-A. (Hrsg.): Das neurologische Gutachten. 2. Aufl.. G. Thieme, Stuttgart, New York, S. 37 – 62
23. Robbins, J.M., Kirmayer, L.J., Kapusta, M.A.: Illness worry and disability in fibromyalgia syndrome. Int. J. Psychiatry Med. 20: 49 – 63
24. Russell I.J., Orr, M.D., Littman, B., Vipraio, A., Alboukrek, D., Michalek, J.E., Lopez, Y., MacKillip, F. (1994): Elevated cerebrospinal fluid levels of substance P in patients with the fibromyalgia syndrome. Arthritis Rheum. 37: 1593 – 1601
25. Sherman, C. (1992): Managing fibromyalgia with exercise. Physician Sportsmed 20: 166 – 172
26. Suchenwirth, R.M.A., Schröter, F. (1987): Fragen an den Gutachter in der Bundesrepublik Deutschland. In: Suchenwirth, R.M.A., Wolf, G. (Hrsg.): Neurologische Begutachtung. 2. Aufl.. G. Fischer, Stuttgart, New York, S. 39 – 50
27. Ulmer, H.-V. (1985): Physiologische Grundlagen menschlicher Arbeit. Nacht- und Schichtarbeit. In: Reichel, G., Bolt, H.M., Hettinger, T., Selenka, F., Ulmer, H.-V., Ulmer, W.T. (Hrsg.): Grundlagen der Arbeitsmedizin. W. Kohlhammer, Stuttgart, Berlin, Köln, Mainz, S. 84 – 85
28. Waylonis, G.W., Perkins, R.H. (1994): Post-traumatic fibromyalgia. A long-term follow-up. Am. J. Phys. Med. Rehabil. 73: 403 – 412
29. Waylonis, G.W., Ronan, P.G., Gordon, C. (1994): A profile of fibromyalgia in occupational environments. Am. J. Phys. Med. Rehabil. 73: 112 – 115
30. White, K.P., Harth, M., Teasell, R.W. (1995): Work disability evaluation and the fibromyalgia syndrome. Semin. Arthritis Rheum. 24: 371 – 381
31. Wigers, S.H. (1996) Fibromyalgia outcome: the predictive values of symptom duration, physical activity, disability pension, and critical life events – a 4.5 year prospective study. J. Psychosom. Res. 41: 235 – 243
32. Wolfe, F. (1990): Fibromyalgia. Rheum. Dis. Clin. North Am. 16: 681 – 698
33. Wolfe, F. (1994): Post-traumatic fibromyalgia: a case report narrated by the patient. Arthritis Care Res. 7: 161 – 165
34. Wolfe, F., Smythe, H.A., Yunus, M.B., Bennett, R.M., Bombardier, C., Goldenberg, D.L., Tugwell, P., Campbell, S.M., Abeles, M., Clark, P., Fam, A.G., Farber, S.J., Fiechtner, J.J., Franklin, C.M., Gatter, R.A., Hamaty, D., Lessard, J., Lichtbroun, A.S., Masi, A.T., McCain, G.A., Reynolds, W.J., Romano, T.J., Russell, I.J., Sheon, R. (1990): The American College of Rheumatology 1990 criteria for the classification of fibromyalgia: report of the multicenter criteria committee. Arthritis Rheum. 33: 160 – 172
35. Zimmermann, M. (1991): Pathophysiological mechanisms of fibromyalgia. Clin. J. Pain 7: (Suppl. 1) S8 – S15

„Fibromyalgie" – Syndrom oder Diagnose?

F. Schröter

Das Kardinalsyndrom der sog. „Fibromyalgie" ist das vermehrte subjektive Schmerzerleben am Muskel-Sehnenapparat, wie es auch isoliert an jeder beliebigen Muskelgruppe des Haltungs- und Bewegungsapparates beobachtet werden kann, sofern sie – aus welchen Gründen auch immer – einem erhöhten Tonus unterliegt. Als Beispiel sei auf die häufigen differentialdiagnostisch nicht immer klärbaren Armschmerzen, besonders im Unterarmbereich (z.B. „Schreibkrampf") hingewiesen. Nicht von ungefähr spricht man daher im orthopädischen Bereich bevorzugt von der „generalisierten Tendomyopathie", deren Eigentümlichkeit darin liegt, daß sie stets verknüpft ist mit vegetativen Symptomen, Schlafstörungen, aber auch chronischer Müdigkeit und Inaktivität, letzteres gepaart mit Depressivität und Antriebsarmut. Können diese psychischen Momente aber ursächlich auf eine eigenständige Muskelerkrankung („Fibromyalgie") zurückgeführt werden?

Dies wäre vielleicht plausibel begründbar, sofern das krankhafte Substrat an der Muskulatur biochemisch und/oder histologisch definierbar wäre, zumindest im Ansatz auch gesicherte ätiologische und pathogenetische Erkenntnisse vorliegen würden. Das ist jedoch nicht der Fall.

Der Muskeltonus ist vielmehr stets auch Spiegelbild der psychischen Anspannung, also ein „psychisches Erfolgsorgan" (Tilscher, 1993). Solche muskulären Mehrtonisierungen bewirken Fehlhaltungen und Fehlfunktionen z.B. der Wirbelgelenke, die ihrerseits zusätzlich organisch bedingte Beschwerden bereiten können. Unschwer erklärbar sind auch die „typischen" Druckpunkte bevorzugt in den Insertionsgebieten der Muskulatur, z.B. am Hinterhaupt, dem Schulterblatt und Becken. Sie sind das typische Symptom eines dauerhaft erhöhten Muskeltonus, aber eben nicht das typische Substrat einer Erkrankung („Fibromyalgie") eigener Entität.

In der Begutachtung hat der Schmerz generell zunächst nur einen Signalcharakter im Sinne einer diagnostischen Leitfunktion (Ludolph/Hierholzer, 1993). Dazu gehört auch der Druckschmerz, der die Lokalisation einer Störung erkennen läßt und Veranlassung sein sollte, nach der Ursache der Störung zu fahnden. Nicht der Druckschmerz als solcher, sondern die Ursache derselben führt letztendlich zur „Diagnose", die mit ihren funktionellen Auswirkungen die gutachtliche Beurteilung bestimmt. Diese Feststellung berührt die Prinzipien der gutachtlichen Tätigkeit basierend auf den Beweisregeln unserer Rechtsordnung: Alle anspruchsbegründeten Tatsachen (Diagnosen) unterliegen dem Vollbeweis!

Dieser Anspruch impliziert, daß nur gesicherte medizinische Erkenntnisse zur Grundlage einer gutachtlichen Diagnose gemacht werden dürfen. Die dem Wissenschaftler zustehende Arbeitshypothese – z.B. Unterstellung eines eigenen Krankheitsbildes „Fibromyalgiesyndrom" – kann schon insofern gutachtlich keine Berücksichtigung finden, zumal auch die überwiegende Zahl der Autoren von einer mehrdimensionalen psychobiographischen Verursachung ausgeht. Eine Subsumierung unter den „somatoformen Störungen" (Rief u.a., 1997) entspricht – wie auch bei der „Neuroasthenie" und dem „Chronic-fatigue-Syndrom" (Wiegand, 1997) – dem heute erreichten konsensfähigen Diskussionsstand. Folgerichtig führte hierzu Feiereis schon 1985 aus:

> „Die Myalgien und der sog. Muskelrheumatismus sind vielfach ein Konversionssymptom, dessen Pathogenese nicht erkannt wird und iatrogen einer zunehmend verfestigenden Somatisierung anheim fällt. In diese Gruppe gehören jene vielen Patienten, bei denen Massage- und Wärmeanwendungen und ebenso auch manchmal die Heilverfahren kein Ende nehmen."

Langzeitbehandlungen dieser Art können nach heutigem Kenntnisstand (z. B. Menninger/Knorn, 1993) allein zu keinem Erfolg führen, sondern nur, wenn die zugrunde liegende psychogene Fehlentwicklung korrigiert werden kann (Lapossy u. a., 1993).

Selbst wenn man nun die „Fibromyalgie" als Krankheit eigener Entität im Sinne des sog. „Weichteil-rheumatismus" auffassen würde, wie dies hin und wieder in der rheumatologisch geprägten Literatur (z. B. Brückle, 1992) anklingt, könnte dies keine relevanten gutachtlichen Konsequenzen haben.

Orientiert man sich in der gutachtlichen Beurteilung an den sozialmedizinischen Konsequenzen einer entzündlich-rheumatischen Erkrankung, so sind die hiermit verknüpften Schmerzphänomene nicht die entscheidenden Beurteilungskriterien für das verbleibende Leistungsvermögen. Hierbei handelt es sich um die therapeutische Herausforderung, die mit den heutigen Möglichkeiten relativ gut bewältigt werden kann. Gutachtlich entscheidend ist nur die Funktionsstörung z. B. durch die arthritisch-arthrotische Gelenkzerstörung. Derartiges steht bei Fibromyalgie-Patienten niemals zur Diskussion, da es sich um eine „subdiagnostische" Störung handelt, die – nach Häfner (1997) – auch nur „... dauerhaft besser durch eigene Aktivität im Alltag, durch die Bewältigung von Lebensproblemen und die kognitive Auseinandersetzung mit der eigenen Bewertung des Lebens und der Welt zu bessern und zu beheben ..." ist.

Literatur

Brückle, W.: Die generalisierte Tendomyopathie. Fortschr. Med. 110 (1992) 251-257

Feiereis, H.: Chronische organische und funktionelle Wirbelsäulen- und Rückenmuskelerkrankungen; Psychosomatische Aspekte der Rehabilitation. In: Die Wirbelsäule in Forschung und Praxis (B. 97), Hrsg.: Weimann, G., Willert, H.-G., Hippokrates Verlag 1985, 81-88

Häfner, H.: Was tun mit Krankheiten, die keine sind? Münch. Med. Wschr. 139 (1997) 26-28

Lapossy, E., Maleitzke, R., Hrycaj, P., Mennet, P., Müller, W.: Der Langzeitverlauf der generalisierten Tendomyopathie (Fibromyalgie) – eine retrospektive Untersuchung. Akt. Rheumatol. 18 (1993) 93-98

Ludolph, E., Hierholzer, G.: Gutachtliche Bewertung subjektiver Beschwerden in der gesetzlichen Unfallversicherung. Hefte zu „Der Unfallchirurg" 230., Springer Verlag (1993) 1480-1483

Menninger, H., Knorn, J.W.: Rehabilitation bei Tendomyopathien. BV Orthopädie-Informationen Demeter Verlag 5 (1993) 224-248

Rief, W., Hiller, W., Fichter, M.M.: Somatoforme Störungen. Nervenheilkunde 16 (1997) 25-29

Tilscher, H.: Konservative Maßnahmen bei Erkrankungen des Stütz- und Bewegungsapparates. Jatros Orthopädie 8 (1993) 10, 7-10

Wiegand, M.H.: Somatoforme Störungen, Neurasthenie und Chronic-fatigue-Syndrom. Münch. Med. Wschr. 139 (1997) 165-167

Das chronische Erschöpfbarkeitssyndrom (CFS)
Syndrom-Definition, Diagnostik, gutachterliche Probleme

W. A. Nix

Das Erschöpfbarkeitssyndrom und ähnliche Beschwerdebilder

Auf eine für sie unerklärliche chronische Müdigkeit führen seit den achtziger Jahren vermehrt Menschen die Einschränkung ihres Leistungsvermögens zurück. Diese Müdigkeit kann sich in zahlreichen Fällen bis zu einer invalidisierenden Erschöpfbarkeit steigern. Solch ein Beschwerdebild wird mittlerweile als Kernsymptomatik jener neuerdings stark diskutierten Gesundheitsstörungen angesehen, zu den neben dem chronischen Erschöpfbarkeitssyndrom (chronic fatigue-syndrome = CFS) unter anderen die Multiple Chemikalien Sensitivität (MCS), das Sick-building-Syndrom (SBS), die Candidiasis und die Fibromyalgie gehören. Zwanzig- bis fünfzigjährige Menschen, die in der Mitte oder am Beginn ihres Erwerbslebens stehen, sind besonders betroffen. Besonderes Aufsehen erregen diese Krankheiten in der Bevölkerung dadurch, daß der chronische Befall mit Viren oder Bakterien die Verursacher sein sollen. Zunehmend wird in der öffentlichen Diskussion jedoch die Vermutung geäußert, daß Toxine aus unserem täglichen Lebensraum zu immunologischen Störungen führen und die Erkrankungen damit Umwelterkrankungen seien. Dazu ist derzeit zu allen Erkrankungen jedoch noch wenig erwiesenes bekannt und die alleinige subjektive Beschwerdeschilderung ist die Grundlage zur Diagnose. Das CFS ist das bekannteste und bisher am ausführlichsten untersuchte Syndrom. Die Voraussetzungen zur Diagnose, sowie Erfahrungen bei der gutachterliche Bewertung des CFS, werden hier angesprochen. Zur Gewichtung der Themen trägt die Erfahrungen aus der Mainzer interdizinären CFS-MCS-Ambulanz bei, in der bisher über sechzig stationäre und hundertfünfzig ambulante Patienten untersucht worden sind.

Das Krankheitsverständnis

Mit dem herkömmlichen monokausalen Krankheitsverständnis von Ursache und Wirkung sind CFS und MCS nicht zu fassen. Vielmehr sind eine vielfältige Kombination unterschiedlichster Belastungssituationen als Auslöser in der Diskusssion. Ganz sicher spielt die Interaktion zwischen körperlichen Erkrankungen und psychischem Befinden eine wichtige Rolle. Es ist allgemein bekannt, daß im Falle einer körperlichen Erkrankung mit psychischer Komorbidität oder bei umgekehrter Konstellation, sich die Erkrankungen gegenseitig beeinflussen und damit auch das subjektive Krankheitsempfinden, die Ursachenattribution sowie die Krankheitsverarbeitung. Die Kenntnis dieser Interaktionen ist bei der Diagnostik des CFS und ebenso bei ihrer gutachterlichen Bewertung wichtig. Eine spezielle Form der ärztlichen Tätigkeit stellt die gutachterliche Tätigkeit dar. Die Begutachtung eines Probanden unterliegt dadurch besonderen Anforderungen, daß ein Sachverhalt unter Kriterien zu bewerten ist, die durch Regularien des Auftraggebers ihre Ausgestaltung erfahren haben. Dabei muß der ärztliche Sachverstand dafür sorgen, daß die Situation des Probanden als auch das Anliegen des Auftraggebers zunächst jeweils objektiv gewürdig und anschließend zusammenfassend bewertet werden.

Sozio-kulturelle Einflüsse

Zur Bildung eines eigenen Standpunkt ist es wichtig zu wissen, daß es derzeit bei keinen Krankheitsbildern zu größeren Mißverständnissen kommt als beim CFS und MCS. Während einige Ärzte diese Krankheitsbilder ganz ablehnen, sehen andere darin die Spitze eines Eisbergs immunologischer Erkrankungen, die uns die Zivilisation aufzwingt und rechtfertigen damit ihre unkonventionellen Diagnose- und Therapiemethoden. Oft müssen jedoch die Patienten, die Folgen einer solchen von einem Arzt gestellten Diagnose tragen. Zur Meinungsbildung während einer Begutachtung ist die Kenntnis der unterschiedlichen Interpretationen wissenschaftlicher Erkenntnisse notwendig. Vorgefasste Meinungen bestehen jedoch auch bei Patienten und Patientenselbsthilfeorganisationen und politischen Parteien [9] [25], die immer wieder eine „Psychiatrisierung" der MCS- und CFS-Patienten durch die „Schulmedizin" behaupten. Kämpferisch fordern sie die „sanfte Medizin" und drängen auf einen „Paradigmawechsel", wobei sie dezidiert meinen , daß psychiatrische Komorbidität die Folge immunologischer Störungen sei. Weder wird dabei die umgekehrte Ursachenverkettung zugelassen, noch die Tatsache gewürdigt, daß die Aufkündigung der Leib-Seelen-Einheit einer ganzheitlichen Betrachtung des Menschen zuwider läuft.

Die Einzelfallprüfung ist wichtig

Gerade beim CFS und MCS ist es notwendig die spezielle Situation des Einzelfalles zu würdigen, die Einzelbefunde im Hinblick auf ihre diagnostische Kohärenz zu prüfen und in einer für einen Dritten nachvollziehbaren Weise, die Diskussion – orientiert am ärztlichen Standard – zu führen. Ohne dieses Vorgehen wäre jede individuelle ärztliche diagnostische und therapeutische Handlungsweise nicht begründungsbedürftig und könnte auch keiner allgemeingültigen gutachterlichen Würdigung unterzogen werden. Die Folge wäre, daß alleine nach persönlichen Maßstäben Begutachtungen abgegeben werden.

Unter ärztlichem Standard ist die Handlungsweise zu verstehen, die ein durchschnittlich qualifizierter, gewissenhafter und besonnener Arzt an Kenntnissen, Können, Leistung und Aufmerksamkeit erbringen kann[22]. Diese Begriffsbestimmung soll die dynamischen Situationen beschreiben, die zwischen allgemeiner Sorgfaltspflicht und der ärztlichen Praxis bestehen. Damit kann Standard auf eine konkrete Entscheidungs- und Begutachtungssituation bezogen werden. Erst daraus leiten sich die normativen und wertenden Elemente ab, anhand derer richtiges und erforderlich angesehenes Verhalten beurteilt werden kann. Standards dürfen jedoch auch nicht den Fortschritt der Medizin hindern und die Festschreibung bisheriger Methoden, Diagnosen oder Therapien bewirken. Standards können daher im Einzelfall aufgegeben werden, wenn keine anderen diagnostischen oder therapeutischen Methoden verfügbar sind.

Gibt es das CFS ?

Die Existenz von CFS und MCS als eigenständigen Krankheitsbildern wird immer wieder angezweifelt oder die Empfehlung ausgesprochen, die Diagnosen zu ignorieren. Gleich wie man zu dieser Frage steht ändert es nichts daran, daß es diesen Beschwerdekomplex in zunehmender Häufigkeit gibt und die Patienten einen erheblichen Leidensdruck aufweisen. Gutachterlich geht es nicht um die Frage, ob es sinnvoll ist diese Diagnose zu benutzen, sondern darum, wie dieses Krankheitsbild und die daraus entstehenden gesundheitlichen Beeinträchtigungen gutachterlich zu bewerten sind. CFS und MCS sind keine völlig neuen Krankheitsbilder[18, 24]. Bereits Ende des letzten Jahrhundert wurden ähnliche Symptome beschrieben, damals unter dem Krankheitsnamen Neurasthenie. Zuerst galt die Neurasthenie als eine Erkrankung, die vorrangig die Leistungsträger der Gesellschaft befällt. Sobald die Diagnose jedoch vermehrt auch bei anderen, zumal niedrigeren Gesellschaftsschichten gestellt wurde und zum Sammeltopf für unklare Krankheitszustände avancierte, verlor die Neurasthenie in der medizinischen Diskussion an Bedeutung, die Symptomatik trat jedoch weiterhin auf. Zwischenzeitlich findet sich in der ICD-10 der Begriff Neurasthenie unter F 48.0 wieder, jetzt in einer operational definierten Form.

Das CFS in anderen Ländern

Der jetzige Neurastheniebegriff und das CFS haben viele Gemeinsamkeiten, die wichtigste ist die Erschöpfbarkeit[6]. Ihr wesentlicher Unterschied liegt darin, daß beim CFS unterschiedliche weitere psychosomatische Diagnose vorhanden sein können und beim CFS auch entzündliche und immunologische Veränderungen beschrieben sind. Den Anlaß zur Annahme einer infektiösen Genese des CFS lieferte eine bis heute ungeklärte Erschöpfbarkeitsepidemie 1984 am Lake Tahoe. Sie setzte damals eine breite Berichterstattung in Gang, bei der medizinische Vermutungen zum Ebstein-Barr-Virus vorschnell zu Tatsachen umgemünzt wurden. Die Mobilisierung der Öffentlichkeit, von Selbsthilfeorganisationen und interessierten Ärzten unterstützt, eröffnete einem neuen Krankheitsbild, dem CFS, eine breite Diskussionsplattform. Zwar ließ sich das EBV als alleiniger Erreger des CFS bald ausschließen, bis heute werden jedoch – wie bereits angeführt – eine Vielzahl anderer Einflüsse als Auslöser angeschuldigt. Da eine Krankheitsdefinition fehlte und die Ätiologie ungeklärt blieb, firmierten bald die unterschiedlichsten Krankheitsbilder unter dem Namen CFS. Um gleichwohl Studien zum CFS zu ermöglichen, wurde 1988 eine nicht von Untersuchungen untermauerte Definition des CFS als Arbeitshypothese aufgestellt[12] (Tabelle 1). Ähnlich den Vorstellungen in den USA, bestand auch in England zunächst die Annahme, daß das Erschöpfungssyndrom eine virale Genese habe. Daraus entwickelte sich der Begriff post-virales Erschöpfungssyndrom und die in England dafür übliche Bezeichnung benigne myalgische Enzephalomyelitis, abgekürzt ME. Diese Krankheitsform kann nach ICD-10 mit G93.3 verschlüsselt werden. Zum CFS entwickelte in England 1991 eine Arbeitsgruppe eigene Hypothese[23], 1992 folgte eine Definition aus Australien[11].

Die aktuelle Arbeitshypothese (Definition) zum CFS

Allen Definitione ist gleich, daß das CFS nur als Ausschlußdiagnose gestellt werden darf. Da der Umgang mit dem Ausschluß psychiatrischer Erkrankungen damals wie heute besondere Schwierigkeiten bereitet, waren bereits damals depressive Verstimmungen, Angsterkrankungen und Somatisierungsstörungen keine Ausschlußkriterien. Ausschlußkriterien für das CFS waren jedoch die Schizophrenie, schwere depressive Episoden und bipolare affektive Störungen sowie Substanzenabusus.

Seit 1994 wird eine neue Arbeitshypothese zur Beschreibung des CFS benutzt, die die drei genannten Hypothesen vereint. Zunächst wird empfohlen alle die Personen zu rekrutieren, die über ausgeprägte Erschöpfbarkeit klagen. Dies soll den durch Zeitkriterien bedingten Auslesefehlern vorbeugen. Erst aus dieser Gruppe ist in Untergruppen zwischen dem klassischen CFS und einem idiopathischen CFS zu unterscheiden[10]. Die empfohlenen diagnostischen Schritte und Einteilungsmöglichkeiten chronischer Erschöpflichkeit sind der Tabelle 2 zu entnehmen. In dieser Tabelle sind auch alle die Laboruntersuchungen genannt, die beim CFS-Verdacht vorgenommen werden sollen.

Wie umfangreich ist zu diagnostizieren?

Ob eine umfangreiche apparative und labormäßige Untersuchung zur Diagnostik notwendig war, ist immer wieder ein Gegenstand der gutachterlichen Bewertung. Dies insbesondere dann, wenn zu klären ist, ob die dabei entstandenen Kosten, oder die aus der Diagnose resultierenden Therapiekosten, von der

Tab. 1: Die erste Arbeitshypothese mit dem Versuch das Krankheitsbild operational zu definieren. CFS soll nur dann diagnostiziert werden, wenn beide Haupkriterien zusammen mit acht Nebenkriterien oder sechs Nebenkriterien und mindestens zwei Kriterien im ärztlichen Untersuchungsbefund erfüllt sind.

Amerikanische Diagnosekriterien zum CFS

Hauptkriterien

1. Dauerhafte oder wiederkehrende Ermüdung über 6 Monate, die sich: bei Bettruhe nicht bessert, den täglichen Tätigkeitsumfang um über 50% einschränkt.
2. Andere chronische Krankheitszustände müssen ausgeschlossen sein, insbesondere psychiatrische Erkrankungen.

Nebenkriterien

mildes Fieber (37-38,6 °C), Frösteln,
Halsentzündung,
schmerzhafte Lymphknoten,
unerklärliche generalisierte Muskelschwäche,
Muskelbeschwerden, Myalgien,
verlängerte Erschöpfbarkeit (mindestens 24 Stunden) nach vorausgegangener leichter Belastung,
Kopfschmerzen,
Neuropsychologische Probleme: Sehstörungen, Vergeßlichkeit, Reizbarkeit, Verwirrtheit, Denkschwierigkeiten,
    Konzentrationsstörungen, Depression,
vermindertes oder erhöhtes Schlafbedürfnis,
plötzlicher Beginn der Symptome.

Ärztlicher Untersuchungsbefund

leicht erhöhte Temperaturen,
Halsentzündung,
vergrößerte Lymphknoten.

Krankenkasse zu zahlen sind. Als Basisdiagnostik sind bei CFS Anamnese, körperliche Untersuchung und folgende Laboruntersuchungen zunächst ausreichend: Blutbild, Blutsenkung, Gesamteiweiß und Elektrophorese, Blutelektrolyte, Glukose, Leberwerte, harnpflichtige Substanzen und die TSH-Bestimmung [10]. Erst wenn sich anamnestisch weitere Hinweise ergeben, sind zusätzliche Tests indiziert, um unter Verdacht stehende Erkankungen auszuschließen.

In der Literatur finden sich umfangreiche Hinweise auf vielfältige Veränderungen in unterschiedlichen Kompartimenten. Diese Mitteilung sind zunächst als wissenschaftliche Einzelbeobachtungen zu werten. Sie dienen dazu, mehr über die bisher unklare Ätiologie des Krankheitsbildes in Erfahrung zu bringen. Keineswegs ist daraus abzuleiten, daß jeder CFS-Verdacht dieser umfangreichen Abklärung bedürfe. Berichte liegen vor zu Auffälligkeiten bei immunologischen Parametern, der Virus-, Bakterien- und Pilz-Serologie, zu endokrinologischen Tests und Provokationsverfahren sowie Normwertabweichungen bei Spurenelementen und anderen Parametern von Blut und Körperflüssigkeiten. Ebenso werden als entzündlich interpretierte Veränderungen in der bildgebenden Diagnostik am Zentralnervensystem berichtet, andere Verfahren beschreiben Abweichungen hinsichtlich Hirndurchblutung oder Stoffwechsel. Morphologische Untersuchungen am Muskel haben ebenfalls Auffälligkeiten nachgewiesen, ebenso elektrophysiologische Testverfahren am Muskel, peripheren Nerven und ZNS. Details zu diesen Themen finden sich an anderer Stelle [8, 16, 17, 19, 20].

Bisher gibt es keine Laborauffälligkeiten oder technische Untersuchungen, die alleine oder in Kombination ein CFS beweisen und somit aufwendige Untersuchungen rechtfertigen könnten. Wegen dieser fehlenden Möglichkeit zur positiv Diagnostik bleibt die Annahme CFS eine Ausschlußdiagnose. Daraus kann jedoch nicht abgeleitet werden, daß alle Ausschlußdiagnosen mit den entsprechenden Untersuchungsverfahren widerlegt werden müßten. Der Anlaß zu einzelnen Untersuchungen muß nachvoll-

Tab. 2: Diagnoseweg beim Chronic FatigueSyndrome (CFS)

I. Lang anhaltende oder chronische Erschöpfbarkeit muß vorliegen
Erheben einer ausführliche Anamnese, körperliche Untersuchung
Neuropsychologische Befunderhebung durch neurologische, psychologische und psychosomatische Untersuchungen, um andere Ursachen der Erschöpfung auszuschließen
Laboruntersuchungen: Blutbild, Blutsenkung, Gesamteiweiß und Elektrophorese, Blutelektrolyte, Glukose, Leberwerte und harnpflichtige Substanzen, TSH. Wenn notwendig weitere Test, um andere Erkankungen auszuschließen.

↓

–	Ausschluß der Fälle, für die Ursachen der Erschöpfung gefunden wurden

↓

II. Klassifikation in entweder klassisches CFS oder idiopatische chronische Erschöpfbarkeit wenn Erschöpfbarkeit seit mehr als 6 Monaten anhält oder sich Rückfälle zeigen.	
klassisches CFS	**idiopatisches CFS**
a.) Kriterien einer ausgeprägten Erschöpfung sind erfüllt b.) 4 oder mehr der folgenden Symptome müssen seit ≥6 Monate vorhanden sein: 1. Gedächtnis- oder Konzentrationseinschränkung; 2. Halsentzündung; 3. Lymphknotenveränderungen; 4. Muskel-, Gelenkschmerzen, 5. neu auftretende Kopfschmerzen; 6. nicht erholsamer Schlaf, 7. auf Belastung folgendes Unwohlsein.	CFS, das nicht alle Kriterien für das klassische CFS erfüllt.

ziehbar sein. Dazu ist auch notwendig, daß die Behandlungsunterlagen nachweisen, daß bei dem Patienten eine sorgfältige Anamnese und körperliche Untersuchung stattgefunden hat. So muß die Anamnese erkennen lassen, daß nicht nur auf ein Symptom zentriert befragt wurde. Wichtig ist, daß eine sorgfältig und detaillierte biographische Anamnese erhoben wurde. Über dabei erhältliche Informationen können körperliche, seelische und soziale Faktoren als gleichwertige Verursacher des Beschwerdekomplexes gewürdigt werden. Mit diesem Wissen kann dann später eventuell eine über die Basisdiagnostik hinausgehende Zusatzuntersuchungen begründet werden.

Ein Befund ist keine Diagnose

Untersuchungsbefunde sind immer vom veranlassenden Arzt zusammenfassend zu würdigen. Die Diagnose CFS kann nicht damit begründet werden, daß bei einer Vielzahl von Untersuchungen Auffälligkeiten gefunden wurden, die dann ohne erklärenden Zusammenhang lediglich gelistet werden. Eine allgemeine Erfahrung zeigt nämlich, daß sich immer Auffälligkeiten zeigen, wenn viele Untersuchungen durchgeführt werden. Diesen Befunden muß jedoch keine für ein Krankheitsbild bedeutsame Wertigkeit zukommen. Die verantwortungsvolle Aufgabe des Arztes liegt somit darin, die veranlassten Befunde so zu interpretieren, daß ein Dritter, hier der Gutachter, den Überlegungen folgen kann. Dabei sind Diagnosen und Fachbegriffe so zu benutzen, daß sie sich am gebräuchlichen Fachvokabular orientieren oder in Standard-Lehrbüchern nachgeschlagen werden können.

Bei Begutachtungen, insbesondere zur Arbeits- und Berufsunfähigkeitsfrage oder zur Berentung und Pensionierung existieren meist umfangreiche medizinische Vorbefunde, insbesondere Laboruntersuchungen. Oft werden auch die Ergebnisse von aktuellen oder früheren Schadstoffbestimmungen aus dem Lebensumfeld oder den Körperflüssigkeiten der Probanden vorgelegt. Dabei zeigt sich, daß die Frage der Normwerte und Toleranzbereiche zwischen unterschiedlichen Labors sehr schwankt, ebenso ist in den meisten Fällen unklar, welche biologische Bedeutung diese Meßwerte haben. Damit gleicht diese Problematik der, die sich bei der Diagnostik des MCS stellt. Nicht selten finden sich Überschneidungen zwischen den Krankheitsbildern CFS, MCS und der Fibromyalgie[1, 7]. Dies bedingt, daß sich viele Kriterien zur Vorgehensweise bei der Begutachtung zu diesen Krankheitsbildern ähneln. Sind die zur Begutachtung angebotenen Befunde mangelhaft dokumentiert, in nicht nachvollziehbarer Weise oder unvollständig von den behandelnden Ärzten des Probanden ausgewertet, kann sich dieser Tatbestand zu Ungunsten des Probanden auswirken.

Zur sorgfältigen Diagnose gehört auch zu begründen, weshalb bestimmte Untersuchungen nicht durchgeführt worden sind. Die Abklärung einer eventuellen psychischen Komorbidität stellt dabei immer wieder das Hauptproblem dar. Immer wieder lehnen Patienten kategorisch jegliche in diese Richtung gehende Diagnostik ab. Einige Ärzte bestärken die Patienten in ihrer Auffassung dadurch, daß sie angeben zu wissen, daß psychische Auffälligkeiten ein natürliches Epiphenomen des CFS sei. Solange hier noch wissenschaftlicher Diskussionsbedarf besteht, darf diese wichtige diagnostische Ebene keinem Patienten vorenthalten werden. Gerade weil sich die Diagnose CFS nicht durch Laboruntersuchungen stellen läßt, ist hier die sorgfältige ärztliche Befragung des Probanden und die Analyse des gegenwärtigen psychologischen und sozialen Lebensprofils notwendig. Dazu kommt, daß sich in Studien zur psychosomatischen Komorbidität bei CFS eine deutlich höhere Koinzidenz zeigt, als dies für den Bevölkerungsdurchschnitt zu trifft[13, 14, 15, 21, 26].

Die gutachterliche Bewertung einer Fragestellung im Zusammenhang mit CFS setzt voraus, daß beim Gutachter klare Vorstellungen zum psychosomatischen Geschehen beim Probanden bestehen. Dabei ist zu bedenken, daß für die Bewertung, insbesondere bei der Berentungs- oder Berufsunfähigkeitsfrage, natürlich die diagnostische Einordnung des Krankheitsbildes Bedeutung hat, entscheidend sind allerdings vielmehr die funktionellen Einschränkungen, die sich im individuellen Fall mit einer Diagnose ergeben. Diese Einschränkungen sind detailliert zu benennen, um dem Auftraggeber die notwendige Entscheidungshilfe für seine Urteilsfindung zu geben.

Umstrittene Therapiemethoden

Mit der Diagnostellung sind immer auch Vorstellungen zur Krankheitsentstehung verbunden. Beim CFS zeigt sich, daß Patienten überwiegend eine körperliche Ursache ihrer Erkrankung vermuten, nur selten können sie sich eine seelische Ursache allein vorstellen. Die Krankheitsattribution ist somit ein wichtiger, das Krankheitsbild bestimmender Faktor[2, 4, 5, 13]. In Anbetracht oft fehlender therapeutischer Möglichkeiten, wenn keine sicheren auslösenden Faktoren für das Krankheitsbild gefunden wurden, suchen viele Patienten dort therapeutische Hilfe, wo sie ihnen ihrer Krankheitsattribution passend angeboten wird. Nicht selten sind dies Verfahren, die sich einem rationalen Zugang nur schwer erschließen[3]. Zu diesen Verfahren gibt es immer wieder gutachterliche Probleme. Am häufigsten stellt sich die Frage nach dem Sinn und den Kosten einer immunmodulatorischen Therapie oder nach therapeutischen Möglichkeiten, die eine Schadstoffausleitung gewährleisten sollen. Patienten, die ihre CFS-Problematik durch Umweltschadstoffe annehmen, verlangen nach Therapieverfahren, die im Ausland von privaten Anbietern durchgeführt werden. Dies sind Institutionen, die angeben, ein unschädliches und Gefahrenstoff reduziertes Kliniksambiente bieten zu können. Da diese Verfahren in Deutschland nicht verfügbar sind, verlangen Patienten die Kostenübernahme für eine solche kostenaufwendige Therapie im Ausland. Da wissenschaftlich evaluierte Therapiestudien in der Regel nicht existieren, ist die Bewertung schwierig. In diesen Fällen ist zunächst zu überprüfen, welche Erkrankung beim Probanden vorliegt. Anschließend nach gewissenhafter Prüfung und auf der Grundlage des wissenschaftlichen Erkenntnisstandes, ob die entsprechende Therapie sinnvoll erscheint und tatsächlich nur im Ausland machbar ist.

Begutachtung unter Vorbehalt

Bei Aufträgen zur Begutachtung werden gelegentlich vom Auftraggeber oder dem Probanden Bedingungen mit der Begutachtung verbunden. Wegen der von den Probanden geklagten ausgeprägten Erschöpfbarkeit, kann das Ansinnen gestellt werden, die Begutachtung im Rahmen eines Hausbesuches durchzuführen. Gelegentlich verlangt ein Proband vor seiner gutachterlichen Untersuchung die schriftliche Erklärung darüber, daß der Gutachter garantiert, daß in seinen Untersuchungsräumen keine Schadstoffe vorhanden sind, die dem Probanden gesundheitliche Probleme verursachen könnten. Ebenso wird immer wieder vom Gutachter darüber Auskunft verlangt, ob er zum Thema sachlich kompetent ist. Zur Überprüfung werden sodann Lebenslauf mit beruflichem Werdegang, das Publikationsverzeichnis und Angaben der wissenschaftlichen Betätigung zum CFS verlangt. Die Darlegung des beruflichen Werdegang soll dazu dienen, von Anfang an die Besorgnis der Befangenheit auszuräumen. Sollte sich eine Tätigkeiten in der Industrie oder bei Versicherungen herausstellen, ist mit dem Antrag auf gerichtlich Prüfung der Befangenheit zu rechnen. Gelegentlich machen es Probanden auch zu Vorbedingung, daß keinerlei Diagnostik in Bezug auf psychische Belange betrieben werden dürfe. Die Anregungen zu solchen Verhaltensweisen kommen von Rechtssekretären in Verbänden oder aus Patientenselbsthilfegruppen. Es ist wichtig, daß nicht nur Auftraggeber und Probanden, sondern auch Gutachter sich für ihre Tätigkeit formale Regeln geben, die sie für notwendig erachten, um eine objektive Begutachtung durchführen zu können.

Literatur

1. Buchwald D., Garrity D. (1994) Comparison of patients with chronic fatigue syndrome, fibromyalgia, and multiple chemical sensitivities. Arch. Intern. Med. 154: 2049-2053
2. Buchwald D., Pearlman T., Umali J., Schmaling K., Katon W. (1996) Functional status in patients with chronic fatigue syndrome, other fatiguing illnesses, and healthy individuals. Am. J. Med. 101: 364-370
3. Burkhard B. (1996) Unkonventionelle Konzepte in der Umweltmedizin. Versicherungsmedizin 48: 179-184
4. Butler S., Chalder T., Ron M., Wessely S. (1991) Cognitive behaviour therapy in chronic fatigue syndrome. J. Neurol. Neurosurg. Psychiatry 54: 153-158
5. Cathebras P., Jacquin L., le Gal M., Fayol C., Bouchou K., Rousset H. (1995) Correlates of somatic causal attributions in primary care patients with fatigue. Psychother. Psychosom. 63: 174-180
6. Farmer A., Jones I., Hillier J., Llewelyn M., Borysiewicz L., Smith A. (1995) Neuraesthenia revisited: ICD-10 and DSM-III-R psychiatric syndromes in chronic fatigue patients and comparison subjects. Br. J. Psychiatry 167: 503-506
7. Fiedler N., Kipen H., Deluca J., Kelly McNeil K., Natelson B. (1994) Neuropsychology and psychology of MCS. Toxicol. Ind. Health 10: 545-554
8. Fock R.E., Krueger G.F., Nix W.A., Hoffmann A., Feldmeier, H, Uhlisch E., Hohenschild S., Pohl R. (1994) Chronisches Erschöpfungssyndrom. Dt. Ärztebl. 91: 2946-2952
9. Fraktion Bündnis 90/Die Grünen (1996) Behandlungsmöglichkeiten und Versicherungsschutz für MCS- und CFS-Patienten bzw. Patientinnen. Bundestagsdrucksache 13/5919:
10. Fukuda K., Straus S.E., Hickie I., Sharpe M.C., Dobbins J.G., Komaroff A.L. (1994) The chronic fatigue syndrome: a comprehensive approach to its definition and study. International Chronic Fatigue Syndrome Study Group. Ann. Intern. Med. 121: 953-959
11. Hickie I., Wakefield D. (1992) Diagnosing CFS: principles and pitfalls for the patient, physician, and researcher. CFIDS Chron.
12. Holmes G.P., Kaplan J.E., Gantz N.M., Komaroff A.L., Schonberger L.B., Straus S.E., Jones J.F., Dubois R.E., Cunningham Rundles C., Pahwa S. and others (1988) Chronic fatigue syndrome: a working case definition. Ann. Intern. Med. 108: 387-389
13. Johnson S.K., DeLuca J., Natelson B.H. (1996) Assessing somatization disorder in the chronic fatigue syndrome. Psychosom. Med. 58: 50-57

14. Lane T.J., Manu P., Matthews D.A. (1991) Depression and somatization in the chronic fatigue syndrome. Am. J. Med. 91: 335-344
15. Manu P., Affleck G., Tennen H., Morse P.A., Escobar J.I. (1996) Hypochondriasis influences quality-of-life outcomes in patients with chronic fatigue. Psychother. Psychosom. 65: 76-81
16. Nix W.A. (1990) Das Chronic-fatigue-Syndrom—Ein neues Krankheitsbild? Nervenarzt 61: 390-396
17. Nix W.A. (1996) Chronic Fatigue Syndrome. Fortbildungsband der Deutschen Gesellschaft für Neurologie zum 69. Deutschen Neurologen-Kongreß Teil II: L1-L7
18. Nix W.A. (1996) Immer müde- bin ich krank? Trias Thieme,Stuttgart
19. Nix W.A. (1996) MCS/IEI und CFS. Diagnose Multiple-Chemical-Sensitivity und Chronic-Fatigue-Syndrom. Umweltmed Forsch Prax 1: 229-238
20. Nix W.A., Egle U.T. (1997) Das chronische Erschöpfbarkeitssyndrom. Akt. Neurol im Druck
21. Powell R., Dolan R., Wessely S. (1990) Attributions and self-esteem in depression and chronic fatigue syndromes. J. Psychosom. Res. 34: 665-673
22. Schreiber H.-L. (1995) Der Standard der erforderlichen Sorgfalt als Haftungsinstrument. Versicherungsmedizin 47: 3-5
23. Sharpe M.C., Archard L.C., Banatvala J.E., Borysiewicz L.K., Clare A.W., David A., Edwards R.H., Hawton K.E., Lambert H.P., Lane R.J. and others (1991) A report—chronic fatigue syndrome: guidelines for research. J. R. Soc. Med. 84: 118-121
24. Shorter E. (1993) Chronic fatigue in historical perspective. Ciba Found. Symp. 173: 6-16; discussion 16-22
25. SPD-Fraktion (1997) Umwelt, Schadstoffe und Gesundheit. Bundestagsdrucksache 13/7237
26. Ward M.H., DeLisle H., Shores J.H., Slocum P.C., Foresman B.H. (1996) Chronic fatigue complaints in primary care: incidence and diagnostic patterns. J. Am. Osteopath. Assoc. 96: 34-46

Gutachterliche Bewertung der Multiple Chemical Sensitivity (MCS)

H. Altenkirch

Einleitung

Seit Anfang der 80er Jahre wird in der angloamerikanischen medizinischen Literatur eine zunehmende Zahl von Patienten mit polysymptomatischen funktionellen Beschwerden beschrieben, die durch eine Vielzahl von chemischen Substanzen in der Umwelt, wie z. B. Lösemittel, Pestizide, Textilien, Nahrungsmittelzusätze, Erdölprodukte u. a. m., ausgelöst werden. Bis 1987 wurden verschiedene Synonyme hierfür benutzt: Totalallergiesyndrom, Umwelterkrankung, Krankheit des 20. Jahrhunderts, Chemical AIDS-Syndrom (siehe auch Tab. 1.1).

In der Zwischenzeit hat sich der von Cullen (18,19) 1987 geprägte Begriff „multiple chemical sensitivities (MCS)" als keyword in der internationalen Literatur durchgesetzt. Der Begriff weist auf die vielfältigen Symptome, die multiplen Auslöser und auf die besondere Empfindlichkeit hin, da die Patienten auf minimale Konzentrations- und Schwellenwerte der Substanzen reagieren, die für die übrige Bevölkerung keine Gesundheitsstörungen bedeuten. Mehr als 500 wissenschaftliche Veröffentlichungen über MCS wurden seitdem in den USA publiziert und eine große Reihe multidisziplinärer Kongresse durchgeführt. Umfassende Literaturübersichten finden sich bei Ashford (13), Rest (26), Sparks (28), Altenkirch (4) sowie schließlich in einem WHO-Report, der anläßlich einer internationalen Expertentagung in Berlin 1996 zusammengestellt wurde (33). Trotz fast zwei Jahrzehnten intensiver Forschung und einer Vielzahl von Publikationen ist bis heute nicht geklärt, ob MCS ein eigenständiges Krankheitsbild darstellt oder nicht.

Heinzow et al. (22) führten eine Bestandsaufnahme über Erfahrungen mit der MCS-Problematik in europäischen Ländern und Deutschland durch, die ergab, daß diagnostische Kriterien in diesen Ländern für diese Problematik nicht vorliegen und statt dessen eine Vielzahl von Begriffen verwendet werden (Tab. 1.2).

Tab. 1.1: Synonyme des MCS-Begriffs (33)

Allergie-Toxämie-Syndrom	Umwelt-Somatisierungssyndrom
zerebrale Allergie	Umwelt-Streßsyndrom
chemical AIDS	Hypersuszeptibilitätssyndrom
chemisches Hypersensitivitätssyndrom	Immundysfunktionssyndrom
chemisch induzierte Dysregulation	nonspezifische Überregbarkeit
chemische Hypersensibilität	petrochemical problem
klinisches Ökologiesyndrom	Persian Gulf War syndrome
Ökologie-Erkrankung	Pseudoallergiesyndrom
Öko-Syndrom	Totalallergiesyndrom
Umwelterkrankung	Erkrankung des 20. Jahrhunderts
Umwelthypersensitivität	Universalallergie
Umwelt-Maladaptation	

Tab 1.2: In Europa im Zusammenhang mit MCS verwendete Begriffe (22)

Allergie	hirnorganisches Syndrom
building related illness	solvent syndrome
chronic fatigue syndrome	Maler-Syndrom
klinisches Ökologiesyndrom/	Pseudoallergie
Ökosyndrom	psychoorganisches Syndrom
Umwelt-Somatisierungs-Syndrom	Sensibilität
Fibromyalgie	sick building syndrome
Hyperreaktivität	Lösemittelintoleranz
Hypersensitivität	spezifische chemische Hypersensitivität
Hypersuszeptibilität	tight building syndrome
Intoleranzsyndrom	Toxikopie
multiple chemical sensitivity (MCS)	Holzschutzmittelsyndrom/
nichtspezifische Hyperreagibilität	Pentachlorphenolsyndrom

Aufgrund fehlender diagnostischer Kriterien liegen keinerlei epidemiologische, klinische oder experimentelle Studien zur MCS-Problematik in Deutschland oder Europa vor (22).

In Deutschland hat in den letzten Jahren das MCS-Phänomen weniger die medizinische Profession und die medizinischen Fachgesellschaften als die Medien interessiert. Trotz eines Vakuums der wissenschaftlichen Diskussion spielt das MCS-Phänomen bereits eine große Rolle unter medikolegalen Aspekten: Eine Reihe von Strafgerichtsprozessen, sozial- und zivilrechtlichen Verfahren beschäftigen sich direkt oder indirekt mit der MCS-Problematik.

Klinische Beispiele:

Ein ca. 50jähriger Mann, der als Bademeister in einem Schwimmbad beschäftigt war, entwickelt im Laufe von 10 Jahren eine zunehmende Überempfindlichkeit auf Chemieprodukte wie Haushaltsputzmittel, Lösemittel, Farben, Lackverdünner und Textilien. Die Auslösung wird auf ein formaldehydhaltiges Reinigungsmittel im Schwimmbad bezogen. Die klinischen Symptome bestehen in Unruhe, Kribbeln am ganzen Körper, Gedankenblockaden, Gedächtnis- und Konzentrationsstörungen, Kopfschmerzen und exzessiver Müdigkeit. Sämtliche klinisch-körperlichen Untersuchungsbefunde sowie technischen Zusatzuntersuchungen sind ohne pathologische Befunde. Eine Allergie liegt ebenfalls nicht vor. Es kommt zur Arbeits- und Erwerbsunfähigkeit. In der weiteren Folge zieht der Mann aus seinem Einfamilienhaus aus und mietet zusätzlich eine 20 m² kleine Wohnung, weil er unter immer niedrigeren Schwellenwerten keinerlei Materialien oder Textilien wie z. B. Vorhänge, Couchgarnituren, Teppiche u.a.m. erträgt. Auf der anderen Seite ist es für seine Familie nicht tolerabel, daß er nur bei offenem Fenster leben kann. Für seinen Fernseher baut er sich Spezialabzüge, die die Emissionen des Gerätes nach außen leiten. Er verträgt keine Kleidungsstücke mehr und auch keine Medikamente. Selbst homöopathische Mittel werden nicht toleriert. Er trauert dem Verlust seines Arbeitsplatzes als Bademeister sehr nach. Die ihn behandelnden Nervenärzte und Psychotherapeuten teilen sich hinsichtlich der Einschätzung der Erkrankung in zwei Lager: Ein Teil glaubt an eine schwere psychogene Erkrankung, der andere letztendlich doch an eine schwere neurotoxische Erkrankung, z. B. im Sinne einer „Formaldehyd-Krankheit".

Eine ca. 40jährige Frau erkrankt an einer bipolaren affektiven Psychose und wird zweimal in einer geschlossenen Abteilung einer Psychiatrischen Universitätsklinik behandelt. Sowohl die akute psychotische Symptomatik wie die in der späteren Folge auftretenden vielfachen Symptome (multiple Schmerzen, Geräuschempfindlichkeit, Schreckhaftigkeit, Schwindel, Körpergeruch, Angstzustände, Bewegungsstörung, Juckreiz u.a.m.) wie auch die Auslösung durch verschiedene Stoffe (Textilien, Haushaltsmittel, Kosmetika, Fotokataloge, Lebensmittelzusätze) werden in der Folge auf eine Auslösung durch Pestizidanwendungen am Arbeitsplatz bezogen. Ein umfangreiches Berufskrankheitenverfahren kommt in Gang. Im Rahmen dieses Verfahrens korrigiert die Psychiatrische Universitätsklinik in einem Attest ihre Diagnose: Es handele sich nicht um eine bipolare affektive Psychose, sondern um Folgen einer chronischen Pyrethroidintoxikation am Arbeitsplatz. Bei einer Begutachtung sind klinisch-neurologischer Befund, technische Zusatzuntersuchungen, bildgebende Verfahren, testpsychologische Untersuchung und Laboruntersuchungen einschließlich Pyrethroidbestimmungen, Cholinesteraseaktivität u.a.m. unauffällig. Eine Pestizid- oder Pyrethroidintoxikation liegt eindeutig nicht vor. Die Patientin bietet auch gar nicht die Kriterien einer plausiblen Exposition gegenüber Pestiziden am Arbeitsplatz. Sie ist Verkäuferin in einem großen Kaufhaus, in dem in größeren Zeitabständen Schädlingsbekämpfungsmaßnahmen durchgeführt wurden, ein spezifischer Expositionsnachweis für ihre Person liegt nicht vor. Trotzdem kommt ein umfangreiches staatsanwaltliches Ermittlungsverfahren wegen Körperverletzung gegen die Schädlingsbekämpferfirma in Gang, das bis heute weitergeführt wird.

Formal entsprechen diese Krankengeschichten einem MCS-Syndrom, d. h. multiple Symptome in verschiedenen Organsystemen, getriggert durch chemische Substanzen der verschiedensten Art und Wirkungsmechanismen, rezidivierend und exazerbierend unter bestimmten Auslösesituationen, schließlich mit einer Ausweitung auf eine Vielzahl von Chemieprodukten, und dies alles bei niedrigsten Konzentrationen, die in der Allgemeinbevölkerung keine Reaktionen hervorrufen. Ein entscheidender Aspekt sind die minimalen Schwellenwerte (Aufschlagen eines Fotokataloges, Essensgerüche in einem Restaurant, Betreten einer Möbelabteilung), die häufig eine dramatische Symptomatik und großen Leidensdruck herbeiführen, obwohl normale klinische somatische und technische Untersuchungsbefunde vorliegen.

Hypothesen zur Ätiologie des MCS-Syndroms

Nach Sparks et al. (28) gibt es 4 wesentliche Aspekte der Ätiologie, die im einzelnen überlappen können und eventuell bei ein und demselben Patienten mehrfach zutreffen.

a) Eine Hypothese besagt, daß MCS eine somatische oder psychosomatische Reaktion auf multiple Umweltchemikalien sei. – Der Beweis durch kontrollierte Studien ist allerdings hierzu noch zu führen.

b) Eine zweite Hypothese nimmt an, daß MCS-Symptome zwar durch Niedrigstkonzentrationen von chemischen Substanzen in der Umwelt ausgelöst werden können, daß aber die zugrundeliegende Überempfindlichkeit hauptsächlich eine psychische Streßreaktion darstellt. – Hier wird eine Analogie zu einer sog. posttraumatischen Belastungsstörung („posttraumatic stress disorder") gesehen. Die Konfrontation mit der Umweltchemikalie ist das initiale Belastungstrauma.

c) Nach einer dritten Hypothese ist MCS eine Fehldiagnose und die Chemikalienexposition nicht die Ursache der vorliegenden Krankheit. In diesen Fällen handelt es sich um Fehldiagnosen somatischer und/oder psychiatrischer Erkrankungen.

d) Eine vierte Hypothese geht davon aus, daß MCS ein Glaubenssystem darstellt, das von bestimmten Ärzten, den Medien oder anderen gesellschaftlichen Gruppen installiert wurde und immer wieder erneuert wird. In diesem Zusammenhang wird der Begriff einer „medizinischen Subkultur" geprägt: Ein Netzwerk aus gleichgesinnten Praktikern, Betroffenengruppen, Kliniken, Rechtsanwälten, unterstützt von Zeitungs- und Fernsehreports, das bei den Erkrankten zu einer fortwährenden positiven Verstärkung des MCS-Syndroms führe. In einem anderen Zusammenhang wurde spekuliert, daß MCS lediglich die häufigste zeitgenössische kulturelle Ausdrucksform psychosomatischer Erkrankungen darstelle (28).

Für die unter a) genannte Hypothese steht trotz 15 Jahre langer ausgedehnter Forschung und mehr als 500 Einzelpublikationen der Beweis bis heute aus. In einer von Jewett (1990) im New England Journal of Medicine veröffentlichten doppelblind-placebo-kontrollierten Studie, die sowohl von zwei Ökologieorganisationen wie von der Academy of Oto-Laryngology und der American Academy of Environmental Medicine finanziert wurde und an der erfahrene klinische Umweltmediziner teilnahmen, konnten die Patienten zwischen Testagenzien und Placebo nicht unterscheiden (23).

Hypothesen zum MCS-Pathomechanismus

Ein experimentellen Ansätzen zugängliches Modell für das MCS-Syndrom müßte erklären können, wie multiple Symptome in praktisch allen Organsystemen des Körpers entstehen können, wie diese Symptome durch eine Vielzahl chemisch untereinander nicht verwandter Substanzen ausgelöst werden und wie es bei Niedrigstkonzentrationen zur Ausweitung der Symptomauslösung von einer Substanz zur andern kommt. Die klassischen Gesetze der Toxikologie, wie Dosiswirkungsprinzipien, Grenz- und Schwellenwerte, Kriterien der Expositionsqualität und -quantität einschließlich des zeitlichen Verlaufes und sog. „Target-Mechanismen", d. h. spezifisch auf bestimmte Rezeptoren, Funktionen und Regionen in den Körpergeweben zu beziehende Pathomechanismen werden von dem MCS-Phänomen außer Kraft gesetzt.

Eine vorwiegend von der klinischen Ökologie vorgetragene Hypothese ist, das MCS-Syndrom stelle eine Überreaktion des Immunsystems dar: Eine initial hochdosierte Exposition sowie nachfolgende chronisch niedrigschwellige Expositionen führen zu einer Überlastung der Adaptationsmöglichkeiten des Organismus (25). Für diese wie auch modifizierte Hypothesen hat es bisher keinerlei experimentelle Ansätze oder klinische Nachweise gegeben.

Eine weitere Hypothese von Bell (14) betrifft das olfaktorische und limbische System: Chemikalien erreichen nach dieser Vorstellung die Fila olfactoria der Nase und werden über den Bulbus olfactorius in den Hypothalamus und andere damit verbundene Regionen des limbischen Systems transportiert. Die dabei resultierenden Dysfunktionen einer Vielzahl von behaviouristischen, autonomen und endokrinen Subsystemen innerhalb des limbischen Systems sollen dann zu multiplen Symptomen an multiplen Organen führen. Ein gemeinsamer axonaler Transport von Chemikalien via olfaktorisches System zum Hypothalamus ist jedoch wissenschaftlich nicht belegt, und die Erfahrungen der klinischen Neurologie über Erkrankungen des limbischen Systems wie z. B. limbische Enzephalitiden oder paraneoplastische Erkrankungen sind nicht mit dem Spektrum der MCS-Symptomatik in Einklang zu bringen.

Eine Reihe von Autoren hat psychische Mechanismen als tatsächliche oder sogar ausschließliche Ursachen für die MCS-Symptomatologie beschrieben (27, 17, 4).

In Deutschland wurde vorwiegend von der Laienpresse und anderen Medien die Vorstellung propagiert, MCS sei eine neurotoxische Erkrankung, d. h. eine chronische Erkrankung des Nervensystems durch einen Vergiftungsmechanismus. Aus der Sicht der klinischen und experimentellen Neurotoxikologie gibt es nicht eine diffuse neurotoxische Schädigung oder gar „das neurotoxische Syndrom" als eine Art generellen Pathomechanismus. Statt dessen haben Neurotoxine außerordentlich individuelle und spezialisierte Angriffsmechanismen auf die verschiedenen Regionen des peripheren und zentralen Nervensystems, die als regionale Selektivität der Neurotoxizität und sog. Target-Mechanismen beschrieben werden. Das Lösemittel Toluol beispielsweise wirkt spezifisch ototoxisch sowie auf die Purkinje-Zellen des Kleinhirns, spart aber die Axone des peripheren Nervensystems aus. Die Substanz MPTP wirkt spezifisch neurotoxisch auf dopaminerge Zellen in der Substantia nigra und führt damit zu einem toxisch induzierten Parkinson-Syndrom, nicht jedoch die chemisch und strukturell eng verwandte Substanz Paraquat. Drei strukturell verwandte Substanzen (3,4-dimethyl-2,5-hexandion, 3-methyl-2,5-hexandion und 2,5-hexandion) greifen zwar an den gleichen Zytoskelettstrukturen des neuralen Achsenzylinders, den 10 nm-Neurofilamenten an, jedoch jeweils spezifisch in einer anderen Region, nämlich: im proximalen, mittleren und distalen Abschnitt des Axons. Diese Prinzipien sind diametral den Vorstellungen multipler Organschäden durch multiple Chemikalien verschiedenster Wirkungsstrukturen entgegengesetzt (2, 3).

In den USA haben im Laufe der Jahre die großen medizinischen Fachgesellschaften hinsichtlich der Kausalität der MCS-Symptomatik Stellung bezogen: Die Amerikanische Akademie für Allergologie und Immunologie hat 1986 einen Zusammenhang zwischen MCS-Syndrom und Chemikalien als unbewiesen erklärt (7, 8). Weitere negative Stellungnahmen liegen vom American College of Physicians (1989) und American College of Occupational Medicine (1991) vor (9, 10).

In dem o. g. WHO-Symposium zur MCS-Problematik in Berlin 1996 wurden von einem internationalen Expertengremium Schlüsse und Empfehlungen in einem Konsensus zusammengefaßt. Der Begriff Multiple Chemical Sensitivity soll dem Oberbegriff „idiopathic environmental intolerances" (idiopathische umweltbedingte Unverträglichkeiten) untergeordnet werden. MCS wird nicht als klinisch definierte Krankheit betrachtet und ein Zusammenhang zwischen Exposition und Symptomatik als unbewiesen angesehen. Ein besonderer Wert wird auf die klinische Untersuchung und die Rolle der Differentialdiagnose gelegt, um sicher Krankheitsbilder und Störungen auszuschließen, die einer spezifischen Therapie bedürfen. Entsprechend müssen eine genaue Erhebung der Krankengeschichte, körperliche Untersuchung, psychologisch-psychiatrische Untersuchung sowie Laboruntersuchungen und technische Zusatzuntersuchungen durchgeführt werden, um alle bekannten somatischen und psychiatrischen Erkrankungen differentialdiagnostisch auszuschließen. Dies wird als unabdingbar angesehen, um eine Fehldiagnose von Krankheitsbildern zu vermeiden, die einer spezifischen Behandlung bedürfen (33).

Pyrethroide und MCS-Problematik

Als ein Beispiel der oben unter b) bis d) genannten Hypothesen soll im folgenden auf die in Deutschland vermuteten Massenerkrankungen durch Pyrethroide hingewiesen werden.

Pyrethroide sind moderne Pestizide, die als synthetische Analoga des insektiziden Wirkstoffes Pyrethrum aus Chrysanthemenblüten entwickelt wurden. Sie haben in den letzten zwei Jahrzehnten 30 % am Insektizidweltmarkt erreicht und werden von der WHO im Einsatz wegen geringer Humantoxizität und fehlender Bioakkumulation präferiert (30, 31, 32). Ein wichtiger umweltmedizinischer Aspekt ist allerdings, daß Pyrethroide aufgrund ihrer chemisch-physikalischen Eigenschaften auf unbelebten Medien, insbesondere an Staub gebunden relativ persistent sind. Ohne Dekontamination können noch Monate bis Jahre nach der Ausbringung im Wohnbereich Pyrethroide im Hausstaub nachweisbar sein (31). Eine Zusammenstellung handelsüblicher Pyrethroidsubstanzen findet sich in Tab. 1.3.

Die akute Neurotoxizität von Pyrethroiden ist seit mehr als zwei Jahrzehnten dokumentiert und etabliert. Sie bewirken eine Verlängerung des physiologischen Natrium-Einstroms durch Offenhalten der spannungsabhängigen Natrium-Kanäle an erregten Nervenmembranen und wirken somit als exzitatorische Substanzen (29).

Während die akute Neurotoxizität sowohl nach tierexperimentellen Befunden wie nach klinischen Befunden beim Menschen als gesichert gilt, gibt es aus zwei Jahrzehnten arbeitsmedizinischer und toxikologischer internationaler Literatur keine Hinweise für irreversible Störungen des zentralen oder peripheren Nervensystems. Beim Menschen kann es nach Ausbringung pyrethroidhaltiger Mittel ohne Schutzmaßnahmen zu Mißempfindungen im Bereich des Gesichts und systemischen Effekten kommen, die je nach Substanzen innerhalb von Stunden wieder reversibel sind (20, 21, 24, 34).

Tab. 1.3: Pyrethroid-Wirkstoffe

Substanz	Handelsprodukt
Pyrethrin	Goldgeist, Nexa Lotte, Paral
Allethrin	Jacutin N Spray
Tetramethrin	Paral, Blattanex Fliegenspray
Permethrin	Basileum, Okasi, Ambush, KO-Konzentrat
Deltamethrin	Aidol Anti-Insekt
Cyphenothrin	Globol
Cyfluthrin	Responsar, Solfac flüssig, Paral
Alpha-Cypermethrin	Fastac, Fendona

In Deutschland wurden bis Ende 1993 in der Dokumentationsstelle des Bundesamtes für gesundheitlichen Verbraucherschutz (BGVV) 64 Meldungen nach § 16 des Chemikaliengesetzes (Giftinformationsverordnung) erstattet. Kurz darauf war in einer Ärztezeitung von 460 Vergiftungsfällen die Rede (11). Schließlich berichteten Zeitungen und Fernsehanstalten über Zehntausende von Pyrethroidintoxikationen mit „irreversiblen Schäden am zentralen und peripheren Nervensystem" in Deutschland (16). Weder aus den anderen europäischen Staaten noch überhaupt aus anderen Ländern lagen oder liegen bis heute Hinweise für eine vergleichbare Epidemie chronischer Pyrethroidintoxikationen vor.

1994/95 untersuchten wir im Auftrage des Bundesministeriums für Gesundheit und des BGVV 23 der gemeldeten Verdachtsfälle unter stationären klinischen Bedingungen mit einem umfangreichen diagnostischen Instrumentarium: Internistische, neurologische und psychiatrische Krankengeschichte, Berufs- und Sozialanamnese, spezielle Exploration zur Schadstoffexposition, spezielle Fragebögen zu potentiellen Schadstoffen, neurologische und internistische Untersuchung, Laboruntersuchungen einschl. speziellen Biomonitorings von Pestiziden in Serum und Urin, klinische Routineuntersuchungen (EKG, Rö.-Thorax, Sonographieuntersuchungen, Lungenfunktion), neurophysiologische Untersuchungen (NLG, EMG, SEP, AEP, VEP, EEG), Neuroimaging (SPECT, CCT, MRI) sowie testpsychologische Untersuchungen). Die Einzelheiten der Methodik sind an anderer Stelle aufgeführt (5). Die Untersuchung erfolgte als klinische Einzelfallanalyse.

Im Ergebnis hatten von 23 untersuchten Patienten 9 klinisch gesicherte völlig andersartige Erkrankungen (spinale Muskelatrophie, Karzinomerkrankung, Hypophysentumor, Guillain-Barré-Radikulitis u. a. m.), die z. T. auch dringend behandlungsbedürftig waren. Ein kausaler Zusammenhang mit einer Pyrethroidexposition konnte in jedem Fall mit Sicherheit ausgeschlossen werden. In 8 Fällen wurde ein typisches Beschwerdebild im Sinne eines Multiple-Chemical-Sensitivity-Syndroms nach den diagnostischen Kriterien von Cullen gesehen (multiple Symptome in mehreren Organsystemen; erworbene und dokumentierte Reaktion auf eine oder mehrere chemische Substanzen; niedrigste Konzentrationsschwellenwerte, die von der Allgemeinbevölkerung toleriert werden; normale klinische körperliche und technische Untersuchungsbefunde). Der klinisch-neurologische Befund und sämtliche Zusatzuntersuchungen waren in diesen Fällen unauffällig. In 6 Fällen konnte eine Assoziation zwischen den aufgetretenen akuten Beschwerden und einer Pyrethroidexposition als wahrscheinlich angenommen oder nicht ausgeschlossen werden. Zum Teil waren hierbei massive Fehlanwendungen der Pestizide dokumentiert. Die Tatsache, daß Pyrethroide bei ungeschützter Exposition zu fazialen Sensationen und sensiblen Mißempfindungen führen können, führt offensichtlich bei Personen leicht zu einer MCS-Symptomatik.

Aufgrund dieses Schlusses gaben wir im Anschluß an diese Studie die Empfehlung, daß Pyrethroide aus diesen Gründen nicht in Innenräumen angewandt werden sollten, es sei denn, eine sichere Dekontamination sei gewährleistet (5). Es wurde ferner dringender Forschungsbedarf zu kontrollierten Studien an Personen mit Langzeitexposition gegenüber Niedrigstkonzentrationen von Pyrethroiden sowie bei berufsmäßiger Exposition gegenüber diesen Substanzen dargestellt.

Diese Ergebnisse wurden im Dezember 1994 einem größeren Expertengremium im BGVV vorgestellt und in einer gemeinsamen kurzen Pressemitteilung veröffentlicht.

In der Zwischenzeit waren mehr als 50 Fernsehfilme sowie eine Vielzahl von Presseberichten zur Pyrethroidproblematik erschienen. Alle diese Berichte stellten irreversible Nervenschäden durch Pyrethroide dar.

Probleme der Veröffentlichung von Forschungsergebnissen

Im März 1995 fand eine öffentliche Anhörung zur Pyrethroidproblematik in Berlin statt, bei der als einzige klinische Studie in Deutschland zu diesem Thema die vorgenannte Untersuchung vorgetragen werden sollte. Unmittelbar vor der Anhörung verweigerten einige der Untersuchten die Verwendung ihrer Untersuchungsdaten für die Anhörung auch in anonymisierter Form. Darauf untersagten auch das BGVV und das Bundesministerium für Gesundheit den Vortrag der Studie bei der öffentlichen Anhörung. Der Abschlußbericht der Studie wurde daraufhin dem Berliner Datenschutzbeauftragten und dem Bundesbeauftragten für Datenschutz vorgelegt und im November 1995 nach datenschutzrechtlichen Auflagen zur Veröffentlichung freigegeben. Dabei wurden sämtliche im Anhang des Berichtes in anonymisierter Form zusammengestellten klinischen Einzeldaten gelöscht. In der Zwischenzeit erfolgten gegen den Autor und einen Assistenten Anzeigen wegen Körperverletzung (diagnostische Blutentnahmen), Rechtsbeugung, Verletzung der ärztlichen Sorgfaltspflicht, Datenschutzverletzung und Ausstellung falscher ärztlicher Zeugnisse (§ 278 StGB) (Az: 90 JS 510/95 und 90 JS 544/96). Beide Verfahren wurden eingestellt, daraufhin der Staatsanwalt angezeigt. Der Vorwurf „Ausstellung unrichtiger Gesundheitszeugnisse" wurde in „falsification and manipulation of medical test results" übersetzt und mit Hinweis auf die beiden Aktenzeichen in einem anonymen zweisprachigen Rundbrief in USA und Deutschland verbreitet (12).

Obwohl der gesamte Ablauf der Untersuchung so transparent wie nur irgend möglich gestaltet worden war, wurde auf diese Weise eine massive Publikationsbehinderung betrieben. Nach dem Landeskrankenhausgesetz (LKG) § 26.4 dürfen Patientendaten zum Zweck der wissenschaftlichen Forschung offenbart werden, wenn die Anonymität des Patienten hinreichend gesichert ist (15). Eine Veröffentlichung der Studie fand mit erheblicher Verspätung in Neurotoxicology 1996 statt (6). Die extreme Problematik hinsichtlich wissenschaftlicher Nachuntersuchungen von ärztlichen Mitteilungen bei Vergiftungen nach § 16e des Chemikaliengesetzes wird an dieser Stelle ferner deutlich. Wenn tatsächlich ein Störfall, eine Endemie oder Epidemie neurotoxischer Erkrankungen in Deutschland auftreten sollte, werden wissenschaftliche Untersuchungsstrategien mit einer Reihe juristischer Schwierigkeiten konfrontiert sein.

Gutachterliche Fragestellungen zur MCS-Problematik

Das hier beschriebene Beispiel angeblicher Massenerkrankungen durch Pyrethroide in Deutschland illustriert in eindrucksvoller Weise die verschiedenen Aspekte des MCS-Syndroms. Die verschiedenen Hypothesen von Sparks et al. treffen hier überlappend zusammen: Zum einen besteht kein Zweifel an dem erheblichen subjektiven Leidensdruck und Krankheitsgefühl der Betroffenen und den entsprechenden posttraumatischen Streßreaktionen. Zum weiteren handelt es sich in einer Vielzahl von Fällen um eklatante Fehldiagnosen bzw. nicht richtig erkannte oder behandelte Differentialdiagnosen. Schließlich wird ein Glaubenssystem von Fernseh- und Medienberichten, Interessengruppen, Rechtsanwälten und bestimmten Ärzten sichtbar, das dazu führt, daß der aktuelle internationale Wissensstand zur Problematik nicht zur Kenntnis genommen werden kann.

Aktuelle gutachterliche Fragestellungen zur MCS-Problematik betreffen z. Z. mehrere Bereiche: Berufskrankheitenanerkennungsverfahren und sozialgerichtliche Verfahren, Ansprüche gegenüber der gesetzlichen Rentenversicherung, zivilrechtliche Aspekte des Schadenersatzes und Strafgerichtsverfahren.

Bei der Konstellation Pyrethroide/MCSProblematik handelt es sich bisher ausnahmslos nicht um Berufsgruppen, die üblicherweise pestizexponiert sind (wie u. a. Schädlingsbekämpfer, Pharmaziearbeiter, landwirtschaftliches Personal etc.) sondern um Personen, die marginal im Rahmen von Schädlingsbekämpfungsmaßnahmen mit Pestiziden in Verbindung kamen (Bankangestellte, Kaufhausangestellte, Flugzeugpersonal u. a. m.).

Zur Klärung, ob für ein neurologisches Syndrom überhaupt eine neurotoxische Genese in Frage kommt, sind folgende Aspekte zu beachten: a) Identifizierung der Art der Schadstoffe, b) Evaluation der Expositionsbedingungen, c) klinisch-neurologischer Status, d) technische Zusatzuntersuchungen, e) Differentialdiagnose und Verlauf.

Bei den genannten Beispielen der vermuteten Pyrethroiderkrankungen ist eine chronische neurotoxische Erkrankung unter jedem dieser Aspekte auszuschließen. Schon nach dem Wirkungsmechanismus ist eine chronische Intoxikation nicht möglich. Das beschriebene Spektrum der MCS-Problematik stellt ferner nach dem aktuellen wissenschaftlichen Erkenntnisstand kein eigenständiges Krankheitsbild dar.

Zusammenfassung

Das Multiple-Chemical-Sensitivity-(MCS)-Syndrom ist eine neuartige umweltmedizinische Symptom-konstellation, die seit mehr als anderthalb Jahrzehnten in den USA ausführlich beschrieben und kommentiert wurde. Multiple Symptome in verschiedenen Organsystemen, getriggert durch chemische Substanzen der verschiedensten Art und Wirkungsmechanismen, rezidivierend und exazerbierend unter bestimmten Auslösesituationen bei Niedrigstkonzentrationen, die in der Allgemeinbevölkerung keine Reaktion hervorrufen, sind die wesentlichen Merkmale dieses Phänomens. Mehr als 500 wissenschaftliche Publikationen über MCS und eine Reihe großer multidisziplinärer Kongresse aus den USA liegen vor. Ferner fand 1996 ein WHO-Symposium zur MCS-Problematik statt, das zu dem Schluß kam, daß MCS nicht eine klinisch definierte Erkrankung darstellt. Als übergeordneter Begriff wurde Idiopathic Environmental Intolerances – IEI (idiopathische umweltbezogene Unverträglichkeiten) empfohlen.

Der vorliegende Beitrag versucht das Spektrum der MCS-Problematik unter den verschiedenen Aspekten darzustellen und am aktuellen Beispiel von vermuteten Massen-erkrankungen durch Pyrethroide in Deutschland zu exemplifizieren.

Literatur

(1) Aldridge, W.N. (1990): An assessment of the toxicological properties of pyrethroids and their neurotoxicity. CRC Crit. Rev. Toxicol. 21 (2): 89-104

(2) Altenkirch, H., H.M. Wagner, G. Stoltenburg-Didinger, R. Steppat (1982): Potentiation of hexacarbon neurotoxicity by methyl ethyl ketone (MEK) and other substances: clinical and experimental aspects. Neurobehav. Toxicol. Teratol. 4: 623-627

(3) Altenkirch, H. (1989): Neurotoxikologie – eine Übersicht über klinische und experimentelle Ansätze. Nervenheilkunde 8: 60-66

(4) Altenkirch, H. (1995): Multiple chemical sensitivity (MCS)-Syndrom. Das Gesundheitswesen 57 (10): 661-666

(5) Altenkirch, H., D. Hopmann (November 1995): Klinisch-neurologische Bestandsaufnahme zur Frage neurotoxischer Erkrankungen durch Pyrethroide beim Menschen. Abschlußbericht. Wissenschaftliche Studie im Auftrag des Bundesministeriums für Gesundheit. Revidierte und nach datenschutzrechtlichen Auflagen gekürzte Fassung.

(6) Altenkirch, H., D. Hopmann, B. Brockmeier, G. Walter (1996): Neurological investigations in 23 cases of pyrethroid intoxication reported to the German Federal Health Office. Neurotoxicology 17 (3-4): 645-652

(7) American Academy of Allergy and Immunology: Executive Committee of the American Academy of Allergy and Immunology (1986): Position statements clinical ecology. J. Allergy Clin. Immunol. 78 (8):269-271

(8) American Academy of Allergy and Immunology: Practice Standards Committee Subcommittee on Environmental Medicine (1990): Position statement: management of the patient with „environmental illness". 4 (8): 15

(9) American College of Physicians (1989): Position paper: clinical ecology. Ann. Intern. Med. 111 (2): 168-177

(10) American College of Occupational Medicine (May 1991): Position statement: multiple chemical hypersensitivity syndrome.

(11) Anonymus (20.10.1994): Ärztezeitung Nr. 188

(12) Anonymus (1996): A German professor of neurology in the twilight zone? Atla Section Newsletter. Toxic, environmental and pharmaceutical torts. Washington DC, 200077

(13) Ashford, N.A., C.S. Miller (1991): Chemical exposures low levels and high stakes. Van Nostrand Reinhold, New York

(14) Bell, I.R., G.E. Schwartz, J.M. Peterson, D. Amend, W.A. Stini (Sep-Oct 1993): Possible time-dependent sensitization to xenobiotics: self-reported illness from chemical odors, foods and opiate drugs in an older adult population. Arch. Environm. Health, v48 n5 p315 (13)

(15) Berliner Datenschutzbeauftragter (Dezember 1994): Datenschutz in Wissenschaft und Forschung. Materialien zum Datenschutz (18)

(16) Bild am Sonntag (12.6.'94 und 19.6.'94)

(17) Black, D.W., A. Rathe, R.B. Goldstein (1990): Environmental illness: a controlled study of 26 subjects with „20th century disease". JAMA 264: 3166-3170

(18) Cullen, M.R. (ed., 1987a): Workers with multiple chemical sensitivities. Occup. Med.: State Art Rev. 2 (4), Hanley & Belfus Inc., Philadelphia, PA

(19) Cullen, M.R. (1987b): „The worker with multiple chemical sensitivities: an overview." In: Cullen, M.R. (ed.): Workers with multiple chemical sensitivities. Occup. Med.: State Art Rev. 2 (4): 655-661

(20) He, F., J. Sun, K. Han, Y. Wu, P. Yao, S. Wang, L. Liu (1988): Effects of pyrethroid insecticides on subjects engaged in packaging pyrethroids. Br. J. Ind. Med. 45: 548-551

(21) He, F., H. Deng, Z. Zhang, J. Sun, P. Yao (1991): Changes of nerve excitability and urinary deltamethrin in sprayers. Int. Arch. Occup. Environ. Health 62: 587-590

(22) Heinzow, B., N. Ashford et al. (December 1994): Chemical sensitivity in selected European countries: an exploratory study. Ergonomia Ltd., Athens, Greece

(23) Jewett, D.L., G. Fein, M.H. Greenberg (1990): A double-blind study of symptom provocation to determine food sensitivity. N. Engl. J. Med. 323: 429-433

(24) Le Quesne, P.M., I.C. Maxwell, S.T.G. Butterworth (1980): Transient facial sensory symptoms following exposure to synthetic pyrethroids: a clinical and electrophysiological assessment. Neurotoxicology 2 (1): 1-11

(25) Randolph, T.G. (1980): An alternate approach to allergies (revised ed.). Harper & Row, New York

(26) Rest, K.M. (1992): Advancing the understanding of multiple chemical sensitivity (MCS): overview and recommendations from an AOEC workshop. Toxicol. Ind. Health 8 (4): 261

(27) Simon, G.E., W. Daniell, H. Stockbridge, K. Claypoole, L. Rosenstock (1993): Immunological, psychological and neuropsychological factors in multiple chemical sensitivity: a controlled study. Ann. Intern. Med. 119: 97-103

(28) Sparks, P.J., W.Daniell, D.W. Black, H.M. Kipen, L.C. Altmann, G.E. Simon, A.I. Terr (1994): Multiple chemical sensitivity syndrome: a clinical perspective. JOM 36 (7): 718-730

(29) Vijverberg, H.P., J.M. van der Zalm, J. van der Bercken (1982): Similar mode of action of pyrethroids and DDT on sodium channel gating in myelinated nerves. Nature 295 (5850): 601-603

(30) World Health Organization (1990-1991): The WHO recommended classification of pesticides by hazard and guidelines to classification WHO/PCS/90.1. International Programme on Chemical Safety, Geneva

(31) World Health Organization (1990-91): Environmental health criteria no. 82 (cypermethrin, 1989), no. 87 (allethrins, 1989), No. 94 (permethrin, 1990), no. 95 (fenvalerate, 1990), no. 97 (deltamethrin, 1990), no. 98 (tetramethrin, 1990). International Programme on Chemical Safety, Geneva

(32) World Health Organization/FAO (1987): Pesticide residues in food. FAO plant production and protection paper 86/2

(33) World Health Organization (1997): Report of Multiple Chemical Sensitivities (MCS) work-shop: International Programme on Chemical Safety (PCS)/German workshop on Multiple Chemical Sensitivities. Berlin, February 21-23, 1996. Int. Arch. Occup. Environ. Health 69: 224-226

(34) O'Malley, M. (1997): Occupational medicine octet: Clinical evaluation of pesticide exposure and poisonings. Lancet 349: 1161-66

IEI / MCS als Teufelskreis
Ein Beitrag zum Krankheitsverständnis

R. H. R. Suchenwirth

Die wissenschaftliche Diskussion über mögliche Krankheitsursachen und Diagnosekriterien von *MCS* (**M**ultiple **C**hemical **S**ensitivity) bzw. allgemeingültiger *IEI* (**I**diopathic **E**nvironmental **I**ntolerances) sind – trotz 15jähriger Thematisierung in den USA und über 500 Publikationen zu diesem Thema – noch nicht abgeschlossen und so wurde auf dem kürzlich abgehaltenen WHO-Expertengespräch zunächst einiger Forschungsbedarf angemeldet (WHO-IPCS, BgVV-Pressemitteilung vom 28. 02. 1996).

Da die Patienten sich mit einem erheblichen Leidensdruck an die jeweiligen Ärzte wenden, sind ihre Beschwerden ernst zu nehmen. Dabei darf die Tatsache, daß bisher keine Einigung über die Existenz und/oder Ätiologie der Symptomkomplexe erreicht werden konnte, Ärzte nicht davon abhalten, den Patienten mit ihren Beschwerden zu helfen.

Völlig unabhängig von Kausalitätsfragen, sind bei Patienten der **Göttinger Umweltmedizinischen Beratungsstelle,** bei denen eine Gesundheitsstörung dieses Formenkreises vorliegt, bestimmte Verhaltens- und Aktivitätsmuster zu beobachten, die zur nachfolgenden Hypothesenbildung führen. Es scheint sich eine Untergruppe unter den Patienten bilden zu lassen, deren Krankheits-Progredienz bzw. -Chronifizierung überwiegend durch psychodynamische Prozesse aufrecht erhalten wird. Hier ist vor allem eine mögliche (Fehl-) Verarbeitung von Informationen und Fehlinformationen vor dem eigenen biographischen Hintergrund als ursächlich zu diskutieren.

Man kann bei dem **„Teufelskreis der Selbstverstärkung des Krankheitsgefühls"** drei Phasen unterscheiden, die in variabler Reihenfolge zum Teil auch mehrfach durchlaufen werden können. Aufgrund der mit dem Krankheitsbild und seinen z. T. obskuren Therapien verbundenen Umstellungen des täglichen Lebens sowie z. T. horrenden Kosten ist auch ein sozialer Rückzug bis zur Vereinsamung zu beobachten. Ab einem individuell unterschiedlichen Zeitpunkt des Krankheitsverlaufes scheint eine derartige Chronifizierung erreicht zu sein, daß statt einer „restitutio ad integrum" eher eine Dauerberentung bei weiterbestehenden Beschwerden wahrscheinlich wird.

Phase I

Der Patient, der sich krank fühlt, wendet sich – teilweise mit konkretem Verdacht auf einen Umweltschadstoff – an seinen Arzt. Je nach Vorbildung und Interessenlage ist der Arzt jedoch häufig mit diesen Fragestellungen überfordert, da die Ausbildung von kompetenten Umweltmedizinern erst in den Kinderschuhen steckt. Daher erhält der Patient häufig nur Teilantworten auf seine Fragen und beim Aufsuchen mehrerer Ärzte kommt es schnell zu widersprüchlichen Aussagen. Hier schließt sich der Teufelskreis erstmals. Nach Miller et al. (1995) haben 40 % von 112 Befragten Patienten mehr als zehn Ärzte konsultiert.

Phase II

Bei fortbestehendem Krankheitsgefühl, durch die Verstärkung in Phase I und wegen der ungeklärten kausalen Zuordnung kontaktiert der Patient andere „Gesundheitsexperten", deren spezifisches Wissen jedoch meist auch eher gering ist. Durch neue Teilantworten, Fehlinterpretationen und -Informationen über mögliche medizinisch-toxikologische Zusammenhänge sowie neue Widersprüche verfestigt sich die subjektive Ursachenattribution bei unverändertem Krankheitsgefühl. Auch kommt es zu einem generellen Vertrauensverlust in Bezug auf alle Experten.

Phase III

Infolge des Leidensdruckes unterzieht sich der Patient gewissen „Therapien". Da die Schulmedizin keine spezifische Behandlung zu bieten hat, wendet sich der Pat. alternativen Therapierichtungen zu. Hierbei entstehen schnell immense Therapiekosten, die der Patient nicht längere Zeit tragen kann und Rentenversicherer oder Krankenkassen aufgrund bestehender Satzungen und gesetzlicher Regelungen nicht tragen wollen oder dürfen. Die daraus resultierende ökonomische Notlage und der sich ggf. anschließende Rechtsstreit mit z. B. der Krankenkasse führt zu einer Verhärtung der Positionen aller Beteiligten sowie einem Verschleiß von Experten und Gegen-Experten. Da weder das Krankheitsgefühl durch die zahlreichen Auseinandersetzungen, noch der Leidensdruck bei unzureichenden/ungeeigneten Therapien geringer werden wird, hat sich der Teufelskreis erneut geschlossen.

Therapieansatz

Unabhängig von der Diagnosestellung IEI/MCS ist bei der genannten Patientengruppe eine früh einsetzende Therapie erforderlich. Möglichen kausalen Ursachen ist soweit wie nötig nachzugehen. Zur Minderung der iatrogenen oder paramedizinischen Fixierung bzw. Chronifizierung des Krankheitsbildes ist es aber vordringlich, den Teufelskreis frühestmöglich zu durchbrechen. Dies kann in effektiver Weise durch eine Untersuchung und Beratung durch ein interdisziplinär arbeitendes, auf Umweltfragen spezialisiertes Ärzteteam in Form einer ganzheitlichen Bearbeitung erfolgen. Das „Klinkenputzen bei verschiedenen Organsystemspezialisten" sowie die Erteilung von Teil- oder gar Falsch-Antworten bei komplexen umweltmedizinisch-toxikologischen Fragen muß vermieden werden. Da die Arbeitsgebiete der Medizin so stark an Spezialwissen zugenommen haben, muß die Antwort eines einzelnen „Teilgebietsmediziners" fast gesetzmäßig unvollständig sein, und wird daher dem Patienten und seinem Krankheitsbild nicht gerecht.

Ausblick

Durch **Interdisziplinäre umweltmedizinische Ambulanzen** könnte der geforderte ganzheitliche Ansatz erreicht, dem Patienten Leiden und allen Betroffenen erhebliche Kosten erspart werden. In Anbetracht des erheblichen Leidensdruckes der Patienten kann mit der Therapie nicht bis zu einer ursächlichen Klärung des Phänomens MCS/IEI gewartet werden. Als Therapieansatz soll Patienten, bei denen ein Übermaß an Umweltangst/Umweltbesorgnis bzw. eine entsprechende Fehlverarbeitung objektivierbar ist, eine Selbsthilfe- bzw. Therapiegruppe zur Entwicklung adäquater Bewältigungsstrategien angeboten werden.

Literatur

Altenkirch,H.: Multiple chemical sensitivity (MCS)-Syndrom. Gesundh.-wesen 75 (1995) 661-666.
BgVV-Pressemitteilung vom 28.02.1996
Miller, C.S., Mitzel H.C.: Chemical Sensitivity attributed to pesticide exposure versus remodelling. Arch. Environ. Health 50 (1995) 119-129
Sparks, P.J. et al..: MCS-Syndrome : A clinical perspective. JOM 36 (1994) 718-730 + 731-736

Diskussionsbeitrag
zu W. Nix, H. Altenkirch und J. C. Aschoff

B. Huhn

Zunächst sei noch eine kurze Anmerkung zum gestrigen Vortrag von C. D. Reimers „Gutachterliche Bewertung der Fibromyalgie" gemacht. Auch aus der Sicht des niedergelassenen Nervenarztes handelt es sich bei dieser „Diagnose" um ein dubiöses Konstrukt. Wie auch die Diskussion zu diesem Thema gestern zeigte, führt die Aufgabe des über viele Jahrzehnte bewährten Grundsatzes „Kein Gutachten über eigene Patienten" nur dazu, die für einen ärztlichen Gutachter unerläßlichen Kriterien von wissenschaftlicher Erkenntnis und klinischer Erfahrung zu verlassen, aus einer falsch verstandenen Empathie schwammige Begriffe und spekulative Entitäten bzw. Kausalitäten zu kreieren, die letzlich nur dem zu Begutachtenden schaden. Selbstverständlich kann auch der niedergelassene Nervenarzt nicht ohne den heute so sehr in Mode gekommenen Begriff der Empathie arbeiten, schon gar nicht, wenn er, wie er das ja über viele Jahre muß, erfolgreich sein will.

Wie Altenkirch und Aschoff sehr eindrucksvoll zeigten, spielen solche dubiösen „Krankheitsbegriffe" wie „chronisches Müdigkeitssyndrom", „vielfache Chemikalienunverträglichkeit", „neurotoxisches Syndrom" und „der neurotoxisch gestörte Patient in der Praxis" in den weitgehend geschlossenen Systemen von Selbsthilfegruppen und Interessenverbänden eine große Rolle. Basis für die vorgebrachten Beschwerden mit einem ausgesprochenen psychosomatischen Warenhauscharakter sind überwiegend teils auch von Nervenärzten verfaßte „Fragebögen", auf denen dann auch „Untersuchungen" basieren, welche in „Umweltfibeln" lanciert werden (Abb.1). Wir in der Praxis haben immer wieder damit und auch mit solchen offenbar standardisierten Texten (Abb. 2) zu tun, wie sie kürzlich von Frau Kertzendorff, Abteilungsärztin Rente bie der BfA, mitgeteilt wurden (1). Ob man sich dagegen mit eigenen Texten wehren oder solche Gutachtenanforderungen unerledigt zurückschicken soll, hängt sicherlich von der jeweiligen Konfliktbereitschaft ab. Wie Herr Altenkirch ausführte, sollte man sich, wenn man sich auf solche Begutachtungen einläßt, aber auf einiges gefaßt machen.

Haben Sie in den letzten Monaten bzw. Jahren häufiger oder zunehmend eine bzw. mehrere der folgenden Erscheinungen bei sich beobachtet?

Hinrorganischer Symptomenkomplex

1. Zunehmende Vergeßlichkeit (besonders für Namen; es werden vermehrt Notizzettel benutzt) / Konzentrationsstörungen / Merkfähigkeitsstörungen / Störungen im Bereich des Kurzzeitgedächtnisses?
2. Einschlaf- oder Durchschlafstörungen trotz erhöhten Schlafbedürfnisses / allgemeine Müdigkeit trotz ausreichender Schlafdauer?
3. Gesteigerte Reizbarkeit / Aggressivität / mürrisches Verhalten?
4. Allgemeine Antriebsstörung / allgemeine Leistungsminderung / allgemeines Erschöpfungsgefühl / Abgeschlagenheit / raschere Ermüdbarkeit / Verlust der Interessen am Beruf / am Hobby?
5. Gedrückte Stimmung / Niedergeschlagenheit / negative Gedanken / Ängste?
6. Innere Unruhe ohne äußeren Anlaß?
7. Erworbene Alkoholüberempfindlichkeit?
8. Verwechseln von Worten / von Silben / Wortfindungsstörungen / Steckenbleiben im Satz?

Polyneuropathischer Symptomenkomplex

1. Magen-Darm-Beschwerden wie Völlegefühl / Blähbauch / Druchfälle / Verstopfung / krampfartige Schmerzen?
2. Herzbeschwerden wie Herzjagen / Herzstolpern / Herzbeklemmung / Herzängste / Herzrhythmusstörungen?
3. Bläulich-bläßliche oder -rötliche Verfärbung im Bereich der Hände und/oder Füße?
4. Abflachung der Fußgewölbe (Senk-/Spreizfüße / Plattfüße) bei gleichzeitig bestehenden kalten Füßen?
6. Vermehrtes Schwitzen (besonders nachts; häufiger Wäschewechsel erforderlich)?
7. Kribbelerscheinungen / Taubheitsgefühl / Einschlafgefühle / Brenngefühl / Kältegefühl im Bereich der Hänge und/oder Füße bzw. im Bereich der Arme und/oder Beine, verbunden mit kalten Händen/kalten Füßen?

Immunologischer Symptomemkomplex

1. Wechselnde Schmerzen im Bereich der Knochen / Weichteile / Gelenke an mehreren Stellen des Körpers?
2. Infekthäufigkeit (z. B. im Bereich der Nasennebenhöhlen, des Rachens, der Bronchien, der Blase)?
3. Schmerzen / Krämpfe / Zuckungen / Schwächegefühl im Bereich der Körpermuskulatur?
4. Augenbrennen / Augenjucken / Schmerzen im Bereich der Augen?
5. Schwellungsgefühl / Spannungsgefühl im Bereich der Augenlider / des Gesichts (besonders morgens) / der Hände und/oder Füße?
6. Auftreten von Hautunreinheiten wie z.B. Akne / Furunkel, z.B. im Bereich des Gesichts / des Nackens / der Achselhöhle / der Leistenbeugen?

Funktionen des Zentralen Nervensystems (ZNS)

1. Kopfschmerzen?
2. Schwindel / Ohrgeräusche (z.B. Summen, Sausen, Klingeln, Brummen, Piepen, Pfeifen) / Zustand nach Hörsturz?
3. Kurzzeitiges Verschwommensehen / Auftreten von kurzzeitig bestehenden Doppelbildern / Auftreten von Flecken vor den Augen (z.B. beim Autofahren nachts)?

Zerebrale und spinale Funktionsstörungen

1. Ungewohnte Ungeschicklichkeit bei täflichen Bewegungsabläufen wie z.B. Arbeiten im haushalt, beim Rasieren, beim Basteln, bei Handarbeiten?
2. Unsicherheit beim Laufen (besonders im Dunklen), beim Treppensteigen, bei Arbeiten auf Leitern/Gerüsten?
3. Zittern der Hände beim Vorhalten der Arme mit gespreizten Fingern / Zittern der Hände beim Kaffeetrinken (klappert die Tasse?) / Fallenlassen von Gegenständen?

Symptome eines Dopaminmangelsyndroms und andere Symptome

1. Haben Sie bei sich ein anhaltendes Verspannungsgefühl / anhaltende Schmerzen im Bereich der Hals-Nacken-Muskulatur bemerkt, die trotz ärztlicher Diagnostik und Behandlung (Medikamente, Fango, Massagen) keine Besserung erfahren haben?
2. Besteht bei Ihnen ein allgemeines Steifheitsgefühl und/oder eine allgemeine Verlangsamung der Bewegungsabläufe und/oder ein zeitweiliges Zittern der Hände /(des Kopfes / des Körpers (in Ruhe)?
3. Leiden Sie gehäuft unter einem Kloßgefühl / vermehrtem Hüsteln / Hustenreiz / erschwertem Atmen?
4. Haben weitere Familienmitglieder ähnliche Beschwerden entwickelt, wie sie in diesem Fragenkomplex abgefragt wurden?
5. Bessern sich Ihre Beschwerden bzw. die Beschwerden Ihrer Familienmitglieder nach ca. 1-2 Wochen Urlaub?
6. Treten Ihre Beschwerden bzw. die der übrigen Familienmitglieder ca. 1-2 Wochen nach Rückkehr aus dem Urlaub wieder auf?

Abb. 1: Langfragebogen bei dem Verdacht eines MCS
E. Lohmann, E. Schwarz, W. Wöhrmann

(Quelle: Umweltfibel – K. Lohmann, J.M. Trader (Hrsg.): Ein kleines Handbuch für die Praxis, 1994, 77 Seiten, Bezugsanschrift: Verein zur Förderung der Umweltmedizin e. V., Bismarckallee 1-3 (KV), 23795 Bad Segeberg).

„Teilen Sie mir bitte bis zum .... schriftlich mit, daß Sie über fundierte Kenntnisse bezüglich der Intoxikation verfügen und sich damit bereits gutachterlich auseinandergesetzt haben und daß Sie über geeignete Untersuchungsmöglichkeiten verfügen, um eine umfassende Diagnostik sicherzustellen oder aber diese durch einen entsprechend kompetenten Konsiliarius durchführen lassen können. Teilen Sie mir bitte auch mit, welche Untersuchungen Sie mit mir durchzuführen beabsichtigen. Nach Erhalt Ihrer schriftlichen Bestätigung werde ich den Begutachtungstermin in Begleitung wahrnehmen, wobei durch meine Begleitperson eine Protokollierung der Begutachtung in allen Punkten erfolgen wird.
Ich nehme an, daß Sie auch nichts dagegen haben werden, daß die Untersuchung mittels Tonband aufgezeichnet wird.
Sollte ich bis zu dem oben genannten Termin keine schriftliche Nachricht von Ihnen erhalten, so gehe ich davon aus, daß Sie eine Begutachtung nicht vornehmen können oder wollen."

Abb. 2

Nicht zuletzt fällt in den diversen vorgelegten „Vorbefunden", insbesondere bei behauptetem Amalgamschaden oder MCS auf, daß von wissenschaftlich reproduzierbaren Befunden häufig nicht die Rede sein kann. In einem anderen Diskussionsbeitrag wurde ja auf die ausgesprochen dubiösen „Befunde" von in solchen Fällen veranlaßten Kernspintomographien hingewiesen (ein roter Kreis an einer beliebigen Stelle in einem Kernspintomogramm mit dem Vermerk „Tinnitus!" z. B.). Geradezu typisch ist die häufig schon beim ersten Arzt-Patientenkontakt veranlaßte außerordentlich umfangreiche Labordiagnostik mit zahlreichen Spezialuntersuchungen (Abb. 3), ohne daß eine wie sonst üblich abgestufte Diagnostik im Sinne von Basis-, Aufbau- und Spezialdiagnostik erfolgte oder auch ein logisches, differen-

Beta-2-Mikroglobulin	Westernblot m. Borr.-Ag i.S.	EBNA-AK Titerstufe 3
Vitamin C	Immunelektrophorese	EBV-IgG-AK Titerstufe 2
ACE	Anti-Cardiolipin-AK (ACA)	EBV-IgG-AK Titerstufe 3
Kupfer	Varizella-Zoster IgG-AK	EBV-Early-AG Titerstufe 2
Zink	Varizella-Zoster IgM-AK	EBV-Early-AG Titerstufe 3
Selen	Borrelia-burgd. IgM-AK	HV6-IgG-AK
Elektrophorese	IgG 1	Candida-Antikörper
Antistreptolysin-Titer	IgG 2	Mikrosomale-Auto-AK
Coxsackie Typ A16	IgG 3	Thyreoglobulin-Auto-AK
Coxsackie Typ A4	IgG 4	Hepatitis B: Anti-HBS
Adeno-Viren AK	CH50-Komplement	Heptatits B: HBS-Antigen
Coxsackie Typ B1	Borrelia-burgd. IgG-AK	Hepatitis B: Anti-HBS
Coxsackie Typ B2	Tumor-Nekrose-Faktor	IgE-Globuline
Coxsackie Typ B3	Interleukin-2-Rezeptor	Neopterin i.S.
Coxsackie Typ B4	Heliobacter pylori IgA-AK	Folsäure
Coxsackie Typ B5	Heliobacter pylori IgG-AK	Vitamin B_{12}
Coxsackie Typ A6	Hepatitis C: Anti-HCV	Pentachlorphenol
Toxoplasma-AK (KBR)	Chlamydia trachomatis (IgG)	Lindan/HCH 3 Isomere
Coxsackie Typ B6	Chlamydia trachomatis (IgA)	Total T Cells
Coxsackie Typ A1	HV6-IgM-AK	Total B Cells
Varizella-Zoster-AK	Antinukleäre AK qual.	Suppressor/Cytotoxic Cells
C4-Komplementfaktor	EBV-Early-AG	Helper/Inducer Cells
C3-Komplementfaktor	EBNA-AK	Activated T Cells
IgA-Globuline	EBV-IgG-AK	NK Cells
IgG-Globuline	EBV-IgM-AK	akt. Suppressor-Zellen
IgM-Globuline	Toxoplasma-AK (IFT)	Suppressor-Zellen total
Zirkulierende Immunkomplexe	EBNA-AK Titerstufe 2	

Abb. 3

(Quelle: 3)

tialdiagnostisch orientiertes Konzept sichtbar wurde (2). Als Gutachter kann man sich gegen Verunglimpfung und Verleumdungen durch entsprechende Interessengruppen meistens nur durch den Schritt in die Öffentlichkeit wehren. Die Medien, insbesondere kritische Zeitungen (DER SPIEGEL, 16/1995 und auch die ZEIT „Trug der sanften Medizin, falsche Toleranz ebnet Sektierern den Weg. Ein Warnruf" von Johannes Köbberling, derzeit Präsident der Deutschen Gesellschaft für innere Medizin, 25. 4. 97, S. 33f) urteilen inzwischen gelegentlich nicht mehr so populistisch und vorschnell, wie das sich manche Politiker insbesondere aus der linken Szene wünschen.

Literatur

1. Kertzendorff, D.: Diskussonsbeitrag: Multiple Chemical Sensitivity-Syndrom (MCS) – ein Begutachtungsproblem auch in der Rentenversicherung. MED.SACH.93 (1997), No.2, 72
2, Huhn, B. und H. J. Kmietzyk: Der Nervenarzt als Gutachter und Konsiliarius. Westermeyer-Verlag, München, 197. 25f.
3. Hakimi, R.: „Das chronische Müdigkeitssyndrom (Chronic-fatigue-Syndrom). Auch ein versicherungsmedizinisches Problem – Versicherungsmedizin 48 (1996) Heft 2, 59-61.

Das Quecksilber im menschlichen Körper und sein Einfluß auf Allgemeinbeschwerden und Befindlichkeitsstörungen
Zur Problematik der nervenärztlichen Begutachtung von „Amalgam-Geschädigten"

J. C. Aschoff, M. Gmeiner

In der Laienpresse häufen sich Veröffentlichungen über die gesundheitsschädliche Wirkung von Zahnfüllungen mit Amalgam. Die nervenärztliche Begutachtung muß sich als Folge davon in den letzten Jahren zunehmend mit Patienten beschäftigen, die ihre Amalgamfüllungen für Befindlichkeitsstörungen vielfältiger Art verantwortlich machen, von ihrer Krankenkasse das Auswechseln der Amalgamfüllungen einklagen und bei Verweigerung von seiten der Krankenkasse nun vor Gericht um die Anerkennung der Notwendigkeit des Amalgamwechsels kämpfen. Dabei muß vom nervenärztlichen Gutachter geklärt werden, ob – wie von den Klägern behauptet – das im Amalgam enthaltene Quecksilber für neurologische oder psychiatrische Beschwerden verantwortlich ist. In der Wissenschaft allgemein akzeptiert ist die Tatsache, daß Quecksilber in hohen Dosis toxisch wirkt. Keine sicheren oder gesicherten Erkenntnisse bestehen allerdings darüber, ob geringe Quecksilbermengen, die weit unterhalb anerkannter toxischer Werte liegen, auch Auswirkungen auf unsere Gesundheit oder allgemeiner ausgedrückt auf unser Wohlbefinden haben.

Mit Metallen bildet Quecksilber Legierungen, von denen Amalgam die bekannteste ist. Metallisches Quecksilber ist sehr flüchtig bis zu einer maximalen Sättigung der Raumluft von ca. 18 mg/m^3 bei einer Temperatur von 24°C. In Wasser löst es sich nahezu gar nicht, im Fettgewebe dagegen außerordentlich gut, mit Werten, die zwischen 5 und 50 mg/l liegen (Berlin 1976). In Gegenwart von Sauerstoff wird es sofort zu seiner ionischen Form oxidiert. Anders verhalten sich Quecksilbersalze, wie Sulfate oder Nitrate. Diese lösen sich in Wasser. Ionisiertes Quecksilber ist in der Lage, mit vielen biologisch wichtigen Molekülen, wie z.B. Sulfhydryl-Gruppen, außerordentlich stabile Komplexe zu bilden. Quecksilber kommt elementar (metallisches Quecksilber, ungeladen oder als Quecksilberdampf), anorganisch (Hg^+/Hg^{2+}) und in organisch gebundener Form (Methylquecksilber) vor. Diese drei Formen zeigen nun jedoch alle verschiedene toxokologische Eigenschaften.

Metallisches Quecksilber ist diejenige Form, wie sie in Amalgamfüllungen (50% Gewichtsanteil) und Thermometern verwendet wird. Die inhalative Aufnahme von metallischem Hg ist hinsichtlich der Frage einer Amalgamschädigung am bedeutsamsten. Eine völlig untergeordnete Rolle spielt die perkutane und gastrointestinale Aufnahme (< 0,01 % werden oral resorbiert). Aus diesem Grund sind auch die immer wieder durchgeführten, in Befunden und Gutachten hochgespielten Hg-Werte im Speichel – mit oder ohne Kaugummireiz – völlig unerheblich und ohne jeden Aussagewert! Man kann eine von verschluckten Quecksilberpartikeln ausgehende Gefahr eindeutig vernachlässigen. Hg aus Amalgam kann – wie alles metallische Hg – **nur** über die Lunge in nennenswertem Ausmaß, in Form von Hg-Dampf aufgenommen werden (Greim 1986). Dieser wird gut über die alveolären Membranen resorbiert und gelangt durch Diffusion ins Blut (Berlin et al., 1969). Dort wird der größte Teil von den Erythrozyten zu Hg^{2+} (anorganisch) oxidiert, was zu einer sehr weitgehenden Immobilisierung führt (Clarkson et al., 1961). Ein geringer Teil verbleibt physikalisch gelöst im Blut und gelangt so in das Gehirn. Je mehr Hg in den Alveolen anflutet, desto mehr verbleibt physikalisch gelöst im Blut, zumal die Erythrozyten nur über eine begrenzte Oxidationsfähigkeit verfügen (Berlin et al. 1969, Haas et al. 1973). – Eine Untersuchung von Hahn et al. (1990) zeigte an Affen, denen Amalgamfüllungen eingesetzt wurden, die Verteilung von Quecksilber in den verschiedenen Organen: Die höchsten Konzentrationen wurden in den Nieren, im GI-Trakt und im Knochenmark der Mandibula gefunden. Im Gehirn wurden nur Spuren nachgewiesen.

Die Ursache für die Neurotoxizität von Quecksilberdampf ist dessen Oxidation im Hirngewebe zu Hg^{2+}, welches sich mit Sulfhydrylgruppen verschiedener Enzyme verbindet und so deren Funktion stört. Liganden, wie z. B. Sulfhydrylgruppen, kommen ubiquitär meist in Proteinen vor. Hg^{2+} ist zwar nicht membrangängig, aber es kann in vivo zu ungeladenem Quecksilber reduziert werden, welcher aufgrund seiner Lipophilie leicht die Zellmembran überwinden kann.

Mögliche neurologische und psychiatrische Symptomatik bei Quecksilber-Intoxikationen

Kommt es zu einer längerdauernden Exposition mit Quecksilberdämpfen – wie sie allein aus Amalgamfüllungen heraus nicht möglich erscheint –, so ist das Gehirn das kritische Organ. Mit steigender Dosis entwickelt sich ein unspezifisches asthenisch-vegetatives Syndrom, mit Symptomen wie Schwäche, schnelle Ermüdbarkeit, Appetitlosigkeit, Gewichtsverlust und Irritation des Gastrointestinaltraktes. Bei noch höheren Dosen entsteht ein charakteristischer feinschlägiger Tremor, der in der Regel in der Peripherie, z. B. an den Augenlidern und den Fingern beginnt. Dieser kann sich fortsetzen, so daß es zu einem generalisierten Tremor kommen kann. Weitere charakteristische Symptome sind der „Erethismus" (Reizbarkeit, Schreckhaftigkeit, Schlaflosigkeit, affektive Labilität), der „Psellismus" (stammelnde, stockende Sprache) und eine sensomotorische Polyneuropathie (Estler 1995). Rouskova und Styblova (1977) beobachteten unspezifische EEG-Allgemeinveränderungen bei Arbeitern, die chronisch Quecksilberdämpfen ausgesetzt waren.

In früheren Arbeiten gefundene Hg-Spiegel in Blut und Haaren

Roels et al.(1985) untersuchten 114 Männer und 48 Frauen, alle Hg-exponierte Fabrikarbeiter, und fanden folgende durchschnittliche Werte: bei Frauen 2,3 µg/l Blut (0,8 – 5 µg/l), bei Männern 1,9 µg/l Blut (0,6 – 3,9 µg/l). In Deutschland wurden in der Vergangenheit mehrere Untersuchungen dieser Art durchgeführt. So wurden im Erlanger Raum 1984 von Ott et al. die Hg-Spiegel von 54 Amalgamträgern und von 15 Nicht-Amalgamträgern bestimmt. Dabei hatten die Amalgamträger mit 0,6 µg/l im Durchschnitt geringfügig niedrigere Werte als die Nicht-Amalgamträger mit 0,8 µg/l, jedoch weit unterhalb jedes als toxisch anerkannten Grenzwertes.

Anerkannte Grenzwerte für Quecksilber

Die im Folgenden angegebenen Werte beziehen sich immer auf den Gesamtquecksilbergehalt: Kuschinsky und Lüllman (1989) nennen als Grenzwert für das Auftreten von Vergiftungssymptomen einen Grenzwert von 200 µg/l Blut. – Schierling et al. (1981) geben als Vorschlag für einen arbeitsmedizinischen Grenzbereich einen Wert von 100 µg Hg/l Blut an, bei einem physiologischen Referenzbereich von 0,2 – 2 µg/l Blut. Bei einer Untersuchung an 33 nicht exponierten Personen fanden sie eine durchschnittliche Quecksilberkonzentration von 0,95 µg/l Blut. –

Junghans (1983) berichtete über erste unspezifische Symptome wie Parästhesien ab einer Hg-Konzentration im Blut von 500 µg/l. Erreicht die Konzentration im Blut mehr als 1000 µg/l, so treten erste spezifische Symptome auf, wie z. B. Ataxie und Sehstörungen. Einen Sicherheitsfaktor von 10 annehmend, nennt er einen tolerierbaren Grenzwert von 100 µg/l.

Von der WHO wurde als Grenzwert derjenige Wert festgelegt, bei dem es in der am empfindlichsten reagierenden Gruppe von Erwachsenen zu ersten Symptomen kommt. Dies wurde an Personen ermittelt, die über mindestens ein Jahr chronisch Hg-Dampf exponiert waren (WHO 1976): 35 µg/l Blut, sowie 50 – 125 ng/g Haare betragen die so definierten Grenzwerte. Schon an dieser Stelle soll eindeutig festgehalten werden, daß wir bei keinem der für die Gerichte begutachteten Patienten auch nur annähernd Quecksilberkonzentrationen in Blut und Haaren fanden, die die Obergrenze der WHO-Richtlinien erreicht hätten. Alle Werte lagen um mindestens den Faktor 10 niedriger.

Eigene Untersuchungen an Probanden und Patienten außerhalb der Begutachtung

Es wurden 218 Frauen und Männer im Alter zwischen 19 und 69 Jahren untersucht, von denen je eine Blut- und eine Haarprobe auf ihren Gesamtquecksilbergehalt analysiert wurden. Teils waren es Patienten der neurologischen Ambulanz der Universitätsklinik Ulm, zum anderen Personen aus dem Familien- und Bekanntenkreis. Alle Personen nahmen an der Untersuchung freiwillig teil. Bei der Auswahl der Personen wurde versucht, ein möglichst breit gefächertes Personenkollektiv zu erfassen. Aufgrund von Fehlern bei der Probenentnahme oder verlorengegangener Proben konnten insgesamt 207 Blutproben und 213 Haarproben analysiert werden. Beides, sowohl Blut wie auch Haare, konnten wir bei 203 Probanden messen. Personen, die sich in stationärer Behandlung befanden oder an einer schweren Erkrankung (Herzinfarkt, Schlaganfall, Malignome, Traumata, schwere psychiatrische Störungen, Infektionskrankheiten) litten, wurden von der Studie ausgeschlossen, da dieser Personenkreis durch seine Grunderkrankung zu sehr beeinträchtigt ist. Bewußt wurde auf eine Amalgamanamnese verzichtet, da es nicht unser Ziel war, den Zusammenhang zwischen Anzahl der Amalgamfüllungen und Beschwerden bzw. Befindlichkeitsstörungen zu untersuchen, sondern den Zusammenhang zwischen Quecksilberbelastung des Körpers und körperlich/seelischem Befinden.

Zur Quecksilber-Analytik

Bei unseren Messungen wurde der Gesamtquecksilbergehalt (also nicht nur metallisches und ionisiertes, sondern auch organisch gebundenes!) in Blut und Haaren nach dem Prinzip der Kaltdampf- Atomabsorptionsspektrometrie analysiert. Die Analyse erfolgte in der Abteilung Rechtsmedizin der Universität Ulm. Dazu wurde ein Perkin-Elmer MHS 20-Quecksilberanalysengerätes mit Amalgamsystem gekoppelt an ein Perkin-Elmer AAS 5500 und ein Schreiber Perkin-Elmer Modell 56 verwendet. Das AAS besitzt eine Einstrahloptik mit einer Quecksilber-Hohlkathodenlampe und einem Detektor, einstellbar auf 253,7 nm. – Die Nachweisgrenzen dieses Verfahrens lagen bei 0,2 μg Hg/l Blut und 11 ng Hg/g Haare.

Zur Messung des körperlichen und seelischen Befindens

Zur Beurteilung der momentanen Befindlichkeit und von körperlichen/allgemeinen Beschwerden wurden Selbstbeurteilungsskalen eingesetzt, die jedem Einzelnen eine Einschätzung seines subjektiven Befindens, in Form standardisierter Fragenkomplexe, ermöglicht. Dazu wurden die **Befindlichkeitsskala (Bfs')** und die **Beschwerdenliste (BL)** ausgewählt. Beide sind Selbstbeurteilungsskalen aus dem „Münchner Psychatrischen Informationssystem" von D. v. Zerssen (1976). Diese Tests stellen eine Zustandsdiagnose dar zur Quantifizierung, geben aber keinen Aufschluß über die zugrundeliegenden Ursachen der Beschwerden bzw. Befindlichkeitsstörungen. Die statistische Aufarbeitung der Daten erfolgte durch einfache statistische Beschreibungen (Fallzahlen der erhobenen Merkmalsausprägungen, Mittelwerte, Standardabweichung für Stichproben, Median, minimale und maximale Ausprägung). Zur Ermittlung eines statistischen Zusammenhanges wurde der Rangkorrelationskoeffizient nach Spearman und für die Teststatistik der Wilcoxon-Test für unverbundene Stichproben verwendet.

Wir danken Herrn Prof. Dr. Dr. A. Grünert und Herrn Dr. W. Jöchle, Abtl. Klinische Chemie und Pathobiochemie, für die chemischen Analysen sowie der Abtl. Rechtsmedizin, Klinikum der Universität Ulm, für die Kooperation in der Durchführung der Hg.-Messungen.

Ergebnisse

Hg-Konzentrationen im Blut

Der durchschnittliche Quecksilbergehalt (Median) unseres Kollektives betrug 0,86 µg/l Blut. Der höchste von uns gemessene Wert betrug 7,09 µg/l (Tabelle 1). Vergleicht man die von uns gewonnenen Daten mit den publizierten Grenzwerten, so zeigt sich, daß der Mittelwert unseres Kollektives, welches in etwa der Durchschnittsbevölkerung entspricht, um den Faktor 40 unter dem Grenzwert der WHO (1976) liegt (Diagramm 5). Selbst der höchste von uns gemessene Wert war noch ca. fünf mal niedriger als der WHO-Grenzwert. Dieser Grenzwert ist allerdings schon sehr niedrig angesetzt, da von der WHO ein Wert akzeptiert wurde, bei dem es in der am empfindlichsten reagierenden Gruppe von Erwachsenen zu ersten unspezifischen Symptomen kam. Hierzu wurden Personen untersucht, die einer chronischen Hg-Dampf-Belastung ausgesetzt waren. Unsere Personengruppe war dagegen nicht chronisch Hg-Dampf exponiert, sonder lediglich in unterschiedlichem Umfang Amalgam-Füllungen, weshalb alle Personen sehr niedrige Quecksilberwerte hatten.

Tab. 1: Quecksilberwerte in Blut und Haaren

	µg Hg/l Blut	ng Hg/g Haare
n	207	213
arithmetisches Mittel	1,1	248,75
Standardabweichung	0,96	256
Median	0,86	182
Minimum	0,2	11
Maximum	7,09	2060

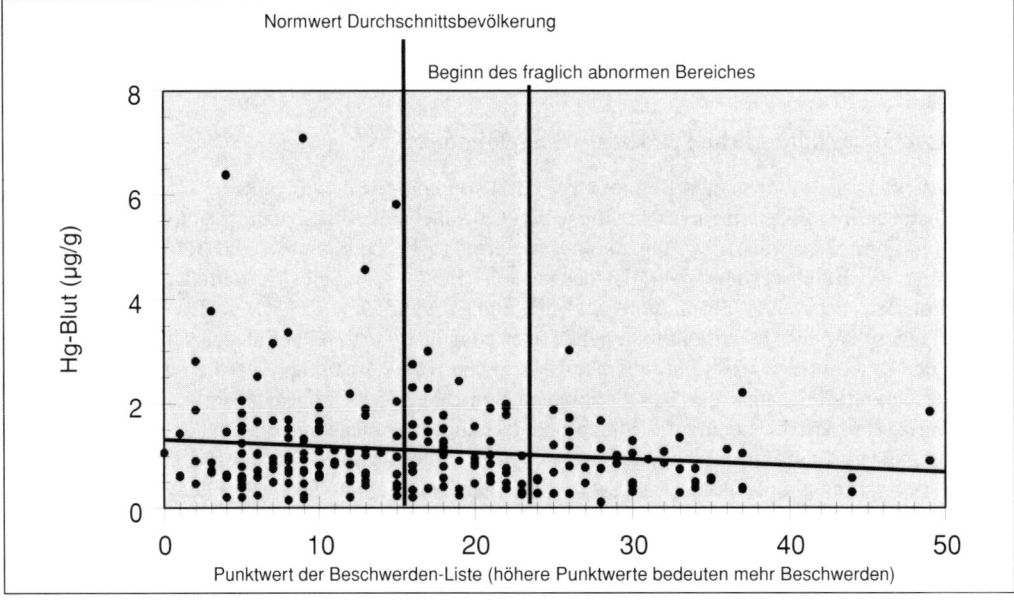

Diagramm 1: Graphische Darstellung der Beziehung zwischen den Score-Werten der Beschwerden-Liste und dem Quecksilbergehalt des Blutes.

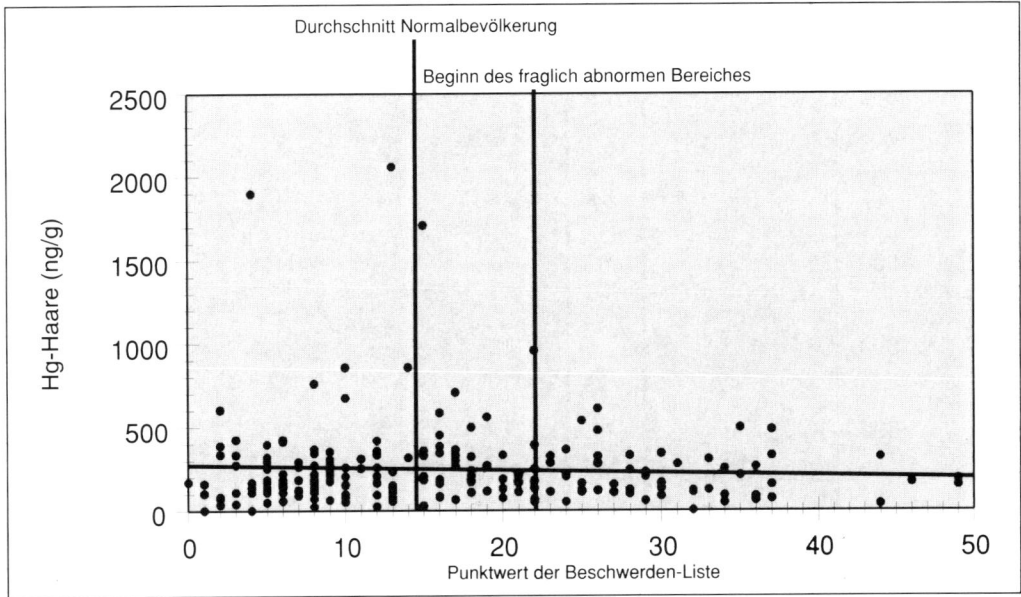

Diagramm 2: Graphische Darstellung der Beziehung zwischen den Score-Werten der Beschwerden-Liste und dem Quecksilbergehalt der Haare.

Es ergab sich weder für Hg-Blut (r = – 0,99), noch für Hg-Haare (r = – 0,008) ein statistisch signifikanter Zusammenhang mit den Punktwerten der Beschwerden-Liste.

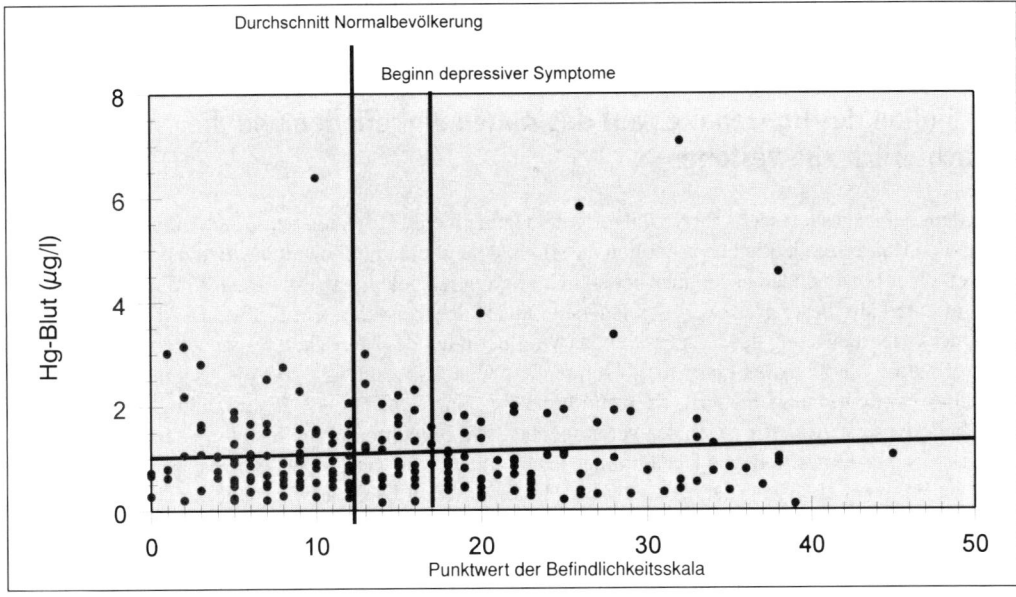

Diagramm 3: Graphische Darstellung der Beziehung zwischen den Score-Werten der Befindlichkeits-Skala und dem Quecksilbergehalt des Blutes. Höhere Punkterte bedeuten schlechteres Befinden, d. h. eine vorwiegend depressive Symptomatik.

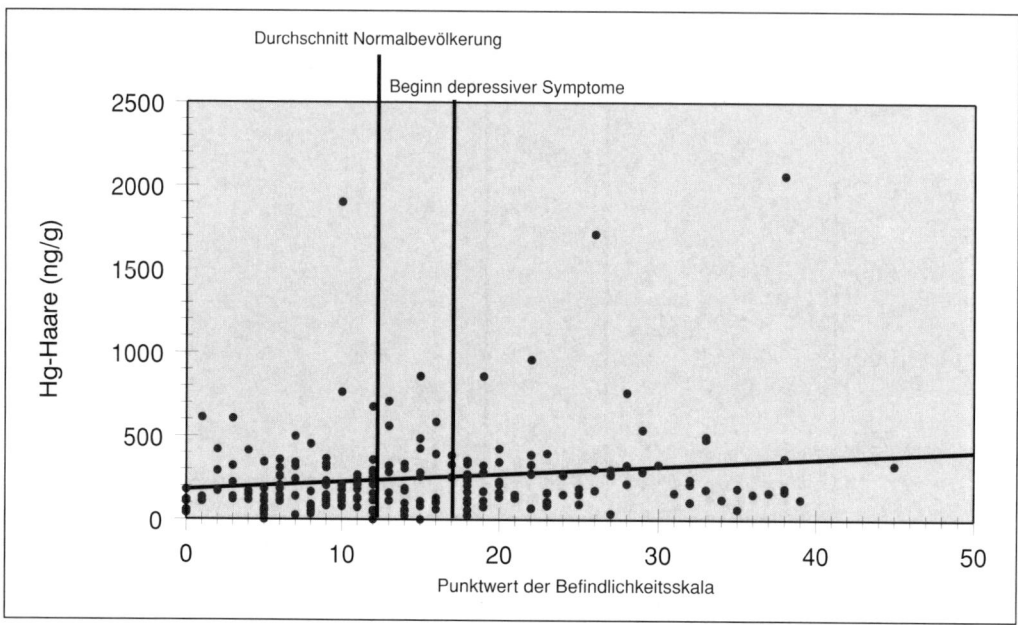

Diagramm 4: Graphische Darstellung der Beziehung zwischen den Score-Werten der Befindlichkeits-Skala und dem Quecksilbergehalt der Haare

Weder für Hg-Blut, noch für Hg-Haare ergab sich ein statistisch signifikanter Zusammenhang mit den Punktewerten der Befindlichkeits-Skala (r = – 0,11 für Hg – Blut/ r = 0,114 für Hg – Haare).

84 Personen (38,5%) hatten auf der Befindlichkeits-Skala einen Punktwert >/= 17. Etwa ab diesem Wert beginnen depressive Beschwerden (v. Zerssen 1976).

Der Einfluß des Hg-Gehaltes auf das Allgemeinbefinden und die gutachterliche Bewertung.

Nachdem bei insgesamt sechs für Sozialgerichte begutachteten Patienten der Quecksilbergehalt im Blut und in den Haaren eindeutig und erheblich unterhalb dem oberen Grenzwert lag, den die WHO als Möglichkeit einer beginnenden gesundheitlichen Schädigung festgelegt hat, ergab sich für uns die Frage, ob auch in unterhalb dieser grenzwertig gelegenen Quecksilberbereichen ein Einfluß in Abhängigkeit von der Quecksilberbelastung des Körpers auf das Wohlbefinden des Menschen festzustellen ist. Kernpunkt unserer Studie war also die Frage, ob mit steigendem Quecksilbergehalt – bei insgesamt noch unterhalb von Grenzwerten gemessenen Hg-Konzentrationen – eine zunehmende Beeinträchtigung des Allgemeinbefindens nachweisbar ist. In der Vergangenheit war in mehreren Studien ein Zusammenhang zwischen einer Hg-Exposition und Schädigung des zentralen und peripheren Nervensystems beobachtet worden: Piikivi et al. (1984) beobachteten bei Hg-exponierten Fabrikarbeitern, deren durchschnittliche Hg-Konzentration größer als 15 µg/l Blut war, Veränderungen der verbalen Intelligenz und der Merkfähigkeit.

Rosemann et al. (1986) berichtete über eine zunehmende Prävalenz von Symptomen, die mit dem Hg-Spiegel im Blut korrelierte. Allerdings lagen die Hg--Konzentrationen im Blut zwischen 100 und 150 µg/l, was im Vergleich zu unserem Kollektiv eine mehr als 100fach höhere Belastung ergibt. Diese Ergebnisse zusammenfassend gibt es mehrere Studien, die einen Zusammenhang zwischen Hg-Belastung und Beeinträchtigungsgrad des Allgemeinbefindens nachweisen konnten, jedoch existieren auch einige Studien, die keine Zusammenhänge fanden. Bisher ist kein fester Grenzwert festgelegt, unterhalb dessen es nach menschlichem Ermessen zu keinerlei Schädigung der „Befindlichkeit" kommen sollte.

Der durchschnittliche Punktewert in der Beschwerden-Liste unseres Gesamtkollektives lag bei 16,3 (Mittelwert). Der durchschnittliche Wert bei den untersuchten Frauen bei 16,6 (Mittelwert), der der Männer mit 15,9 geringfügig darunter. Der Unterschied zwischen Männern und Frauen war jedoch nicht signifikant (Wilcoxon-Test). v. Zerssen (1976b) gibt als Referenzwert für die gesunde Durchschnittsbevölkerung 14,3 (Mittelwert) an. Betrachtet man unser Kollektiv, so liegt dieses mit einem Wert von 16,3 um 14% über dem Referenzwert. Allerdings muß hierzu gesagt werden, daß jeder Untersuchte mit einem Punktewert von < 22 als normal eingestuft wird. Erst ab 22 beginnt der fraglich abnorme Bereich. 71% der von uns untersuchten Personen hatten Werte kleiner als 22. Allerdings hatte ein nicht unerheblicher Anteil unseres Kollektives, nahezu 30%, pathologische Punktwerte. So waren 12% aller untersuchten Personen fraglich und 17% sicher als mit erheblichen Allgemeinbeschwerden einzustufen. Auffällig ist, daß sogenannte „Amalgamgeschädigte" Patienten über genau die selben Beschwerden klagen. Bei Betrachtung der zugehörigen Quecksilberwerte läßt sich **kein** Zusammenhang zwischen der Höhe des Hg-Spiegels und pathologischen Beschwerdebildern feststellen.

Den sowohl in der Beschwerden-Liste als auch in der Befindlichkeits-Skala gegenüber der Norm erhöhten Werten liegt die Auswahl unseres Kollektives zugrunde. Knapp die Hälfte unserer Probanden sind Patienten der neurologischen Ambulanz. Obwohl wir Patienten mit akut psychiatrischen Erkrankungen und Beschwerdebildern ausschlossen, ist anzunehmen, daß diese Personen im Durchschnitt erhöhte Werte hatten und so den Durchschnitt unseres Kollektives anhoben. Es war uns ja gerade wichtig, auch solche Patienten/ Probanden mit in die Studie aufzunehmen, die über unterschiedlich ausgeprägtes Allgemeinbefinden, Depressivität, Nervosität, Schlafstörungen wie auch Konzentrationsstörungen klagen, um aus dem breiten Spektrum von Normalbefinden bis hin zu zahlreichen somatischen und/oder psychischen Befindlichkeitsstörungen dieses breite Spektrum gegen die Quecksilberbelastung des Körpers vergleichen zukönnen.

Um die Frage der Auswirkung des Quecksilberspiegels im Blut bzw. in den Haaren auf das Allgemeinbefinden weiter zu klären, überprüften wir beide Selbstbeurteilungs-Skalen auf eine mögliche Korrelation mit dem Hg-Gehalt. In dem von uns gefundenen Bereich (0,2 – 7,09 µg/l Blut bzw. 0,11 – 2060 ng/g Haare) können wir diesen Zusammenhang, soweit mit den von uns benützten Testsystemen beurteilbar, klar verneinen. Sämtliche Korrelationskoeffizienten liegen im nicht-signifikanten Bereich. Da die von uns gemessenen Quecksilberspiegel von ansonsten unbelasteten Individuen im wesentlichen wohl von Amalgam-Zahnfüllungen stammen und sich auch mit den Werten der Durchschnittsbevölkerung früherer Untersuchungen decken, können wir Quecksilber aus Amalgam als Ursache gehäuft auftretender körperlicher Allgemeinbeschwerden und vorwiegend depressiver Störungen der Befindlichkeit in der Durchschnittsbevölkerung weitestgehend ausschließen.

Zu einem anderen Ergebnis kamen Langworth et al 1992 bei der Untersuchung von 89 exponierten Arbeitern, die signifikant häufiger über einige Beschwerden (Müdigkeit, Zerstreutheit...) berichteten als die Kontrollgruppe. Der mittlere Hg-Wert dieser Gruppe (im Blut 4,4 µg/l) lag noch in dem von der WHO definierten Normalbereich, war jedoch ca. 4mal höher als unser Mittelwert.

Die Auswertung der restlichen Fragen zu momentanem Befinden, Gelenk-/Muskelschmerzen, allgemein schmerzhaften Beschwerden, Schlafverhalten, Sinneswahrnehmungen, Lebensgefühl, Zittern an den Händen und Merkfähigkeit erbrachte bei keiner der Fragen einen statistisch signifikanten Zusammenhang mit dem Hg-Gehalt von Blut und Haaren. Auch eine Tendenz war bei keiner Frage zu erkennen.

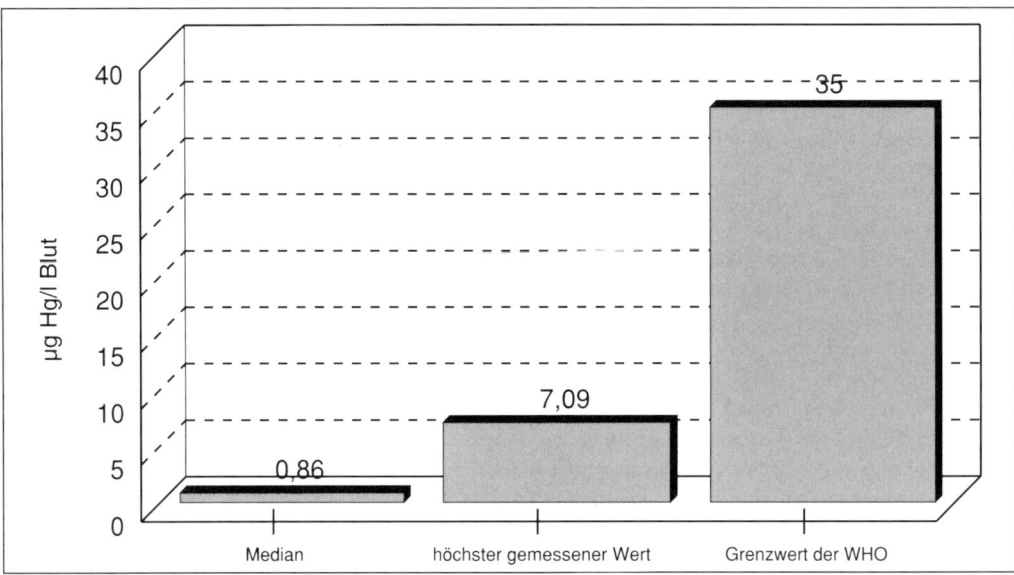

Diagramm 5: Vergleich der Blut-Quecksilberbelastung des von uns untersuchten Kollektivs (Median und Maximum) mit dem WHO-Grenzwert

Andere Autoren setzen zudem die Hg-Grenzwerte viel höher an. Junghans (1983) gibt diesen mit 100 µg/l an, wobei er über erste unspezifische Symptome erst ab einer Konzentration von 500 µg/l berichtet. Schierling (1981) nennt ebenfalls 100 µg/l als Grenzwert. Kuschinsky und Lüllmann (1989) berichten über erste Symptome ab einer Konzentration von 200 µg/l. Um die von uns gewonnenen Ergebnisse besser einordnen zu können, werden hier noch einmal die gefundenen Mittelwerte mehrerer Arbeiten zitiert (alles nicht exponierte Kollektive):

Pitkin et al. (1976)	1,07 µg/l
Haxton et al. (1979)	2,4 µg/l
Roels et al. (1982)	1,9 µg/l
Ott et al. (1984)	0,6 µg/l (Kollektiv 1)
	0,8 µg/l (Kollektiv 2)
Eilers et al. (1981)	5,0 µg/l
Mabille et al. (1984)	1,9 µg/l (Kollektiv 1)
	2,4 µg/l (Kollektiv 2)
Mittelwert unseres Kollektivs	0,86 µg/l

Betrachtet man die von den angeführten Untersuchungen gefundenen Werte, so hatten die von uns untersuchten Personen extrem niedrige Hg-Spiegel, die zu einem großen Teil an der Meßgrenze unseres Verfahrens lagen. Die WHO (1976) bezeichnet jeden Quecksilberwert bis zu 8 µg/l als physiologisch für nicht exponierte Personen. Selbst dieser Grenzwert wurde in unserem Kollektiv im Durchschnitt um den Faktor 10 unterschritten.

Dies alles zusammengefasst zeigt, daß alle von uns untersuchten Personen einschließlich der „Amalgam-geschädigten" gutachterlich untersuchten Patienten in bzw. unter dem von der WHO definierten Referenzbereich lagen und keiner der akzeptierten Grenzwerte überschritten wurden. Da also keine Person toxische Hg-Spiegel hatte, können wir eine im klassischen Sinne toxische Beeinträchtigung der Gesundheit bei allen untersuchten Personen ausschließen. Zusätzlich konnten wir eindeutig feststellen, daß unterhalb des von der WHO festgelegten Grenzwertes, ab dem überhaupt mit einer gesundheitlichen Beeinflussung zu rechnen ist, d. h. in der Normalverteilung der Quecksilberbelastung der Bevölkerung, es keinen Zusammenhang zwischen Quecksilberkonzentrationen und „Befinden" gibt, d. h. auch innerhalb testpsychologisch bereits als beginnend depressiver Symptome ein Zusammenhang mit der Quecksilberbelastung des Körpers nicht festzustellen ist. Das Fazit sowohl der begutachteten Patienten wie der im Rahmen dieser Studie untersuchten Patienten zeigt, daß bei den bisher gutachterlich untersuchten Patienten eine auch nur marginal gesundheitsschädigende Wirkung von Amalgam-Quecksilber verneint werden kann, und daß andererseits in einem breiten Spektrum von Wohlbefinden bis hin zu einem bunten Spektrum somatischer und/oder seelischer Befindlichkeitsstörungen eine Korrelation zur Quecksilberbelastung im Blut und Haaren in den akzeptierten Normbereichen nicht existiert, bzw. bei nachgewiesenen Quecksilberkonzentrationen innerhalb akzeptierter Grenzwerte Befindlichkeitsstörungen nicht ursächlich auf Amalgam oder Quecksilber zurückgeführt werden können.

Neben diesem rein naturwissenschaftlichen, statistisch abgesicherten und für gutachterliche Beurteilungen notwendigen Ergebnissen gibt es aber auch einen emotional-psychologischen Aspekt, der in einer Begutachtung „nach rein medizinischen Gesichtspunkten" keine Bedeutung hat. Wenn in breiten Bevölkerungsschichten die Meinung vorherrscht, daß Amalgam-Zahnfüllungen schädliche Auswirkungen auf die Gesundheit haben, so ist dies eine sozial-politisch ernst zu nehmende „Tatsache", die einen Handlungsbedarf signalisiert. Es wäre falsch, nur den medizinisch-naturwissenschaftlichen Aspekt in der weiteren Diskussion um das Amalgam-Quecksilber zu vertreten, andereseits ist es unabdingbar notwendig, den medizinisch-naturwissenschaftlichen Zusammenhang exakt zu kennen. Dazu sollte die vorgelegte Arbeit dienen.

Literatur

(1) Berlin, M., Effects and Dose Response Relationship of Toxic Metals, Nordberg, G.F. (Ed.) Elsevier, Amsterdam 235 – 245 (1976)
(2) Berlin, M., Fazackerly, J. and Nordberg, G. Arch. Environ. Health 18: 719 – 729 (1969)
(3) Clarkson, T.W., Gatzy, J. and Dalton, C. UR – 582. Division of Radiation Chemistry and Toxicology, University of Rochester Atomic Energy Project, Rochester N.Y. 34 – 37 (1961)
(4) Eilers Petra, H. Jessen, H. Kruse, Ergebnisse einer Feldstudie zur Feststellung der Quecksilberbelastung der Normalbevölkerung in Schleswig-Holstein. Öff. Gesundh,-Wes. Georg Thieme Verlag Stuttgart . New York 46: 41-45 (1984)
(5) Estler, C.J. Pharmakologie und Toxikologie. Schattauer Verlag, 3. Aufl. 648 – 651 (1995)
(6) Greim, H. Biologische Arbeitsstoff-Toleranz-Werte BAT-Werte) und Expositionsäquivalente für krebserzeugende Arbeitsstoffe (EKA), Band 1, 1. Aufl.: 1 – 15 (1986)
(7) Haas, Th., Woitowitz, K.H., Schaller, K.H. ASP 8: 123 (1973)
(8) Hahn, L.J., Kloiber, R., Leininger, R.W., Vimy, M.J. and Lorscheider, F.L. Whole-body imaging of the distribution of mercury released from dental into monkey tissues. FASEB J. 4: 3256-3260 (1990)
(9) Haxton, J.,D.G. Lindsay,J.S. Hislop et al., Duplicate diet study on fishing commiunities in the United Kingdom: Mercury exposure in a " critical group". Environ. Res. 18: 351-368 (1979)
(10) Junghans, R.P. Review of the toxicity of methyl mercury compounds with application to occupational exposures associated with laboratory uses. Environ Res 31: 1 – 31 (1983)
(11) Kuschinsky, G. and Lüllmann, H. Kurzes Lehrbuch der Pharmakologie und Toxikologie. Georg Thieme Verlag Stuttgart. New York, 12. Aufl. 531 – 532 (1989)
(12) Langworth, S., Elinder, C.G., Sundquist, K.G. and Vesterberg, O. Renal and immunological effects of occupational exposure to inorganic mercury. Br. J. Ind. Med. 49: 394 – 401 (1992)
(13) Mabile V.,H. Roels, P. Jaquet, A. Leonard and R. Lauwerys, Cytogenetic examination of leucocytes of workers exposed to mercury vapor. Int. Arch. Occup. Environ. Health 53: 257-260 (1984)
(14) Ott, K.H.R., F. Loh, A. Krönke, K-H Schaller, H. Valentin and D. Weltle, Zur Quecksilberbelastung durch Amalgamfüllungen. Dtsch. Zahnärztl. Z. 39: 199-205 (1984)

(15) Piikivi, L., Hanninen, H., Martelin, T. and Mantere, P. Psychological Performance and Long-Term Exposure to Mercury Vapors. Scand. J. Work Environ. Health 10: 35 – 41 (1984)
(16) Roels, H., Gennart, J.P., Lauwerys, R., Buchet, J.P., Malchaire, J. and Bernard, A. Surveillance of workers exposed to mercury vapour: validation of a previously proposed threshhold limit for mercury concentration in urine. Am. J. Ind. Med. 7 (1): 45 – 71 (1985)
(17) Roels, H.R., R. Lauwerys, J.P. Buchet, A. Bernard, A. Barthels, M. Oversteyns and J. Gaussin, Comparison on renal function and psychomotor performance in workers exposed to elemental mercury. Int. Arch. Occup. Environ. Health 50: 77-93 (1982)
(18) Rosenmann, K.D., Valciukas, J.A., Glickmann, L., Meyers, H.R. and Cinotti, A. Sensitive indicators of inorganic mercury toxocity. Arch. Environ. Health 44: 193 – 200 (1986)
(19) Rouskova, V. and Styblova, V. Proceedings 2nd Industrial and Environmental Neurology Congress, Neurology Society, World Federation of Neurologists, Prague 377 – 381 (1977)
(20) Schierling, P., Schaller, K.H., Einfache und zuverlässige Methoden zur atomabsorptionsspektrometrischen Bestimmung von Quecksilber in Blut und Urin. Arbeitsmedizin, Sozialmedizin, Prävenrivmedizin. A.W. Genter Verlag, Gmbh & Co. KG, Stuttgart. 9: 2 – 4 (1981)
(21) World Health Organisation, Environmental Health Criteria, Mercury., WHO, Geneva: 2-5 (1976)
(22) World Health Organisation, Environmental Health Criteria, Inorganic Mercury, WHO, Geneva: 36 (1991)
(23) Williston, S.H. J. Geophys. Res. 73: 7051 (1968)
(24) Winroth, G., Carlsted, I., Karlsson, H. and Berlin, M. Acta Pharmakol. Toxicol. 18: 261 – 266 (1981)
(25) Zerssen, D.v. Klinische Selbstbeurteilungs-Skalen (KSb-S) aus dem Münchner Psychiatrischen Informations-System (PSYCHIS München). Allgemeiner Teil. Manual. Beltz Verlag, Weinheim (1976a)
(26) Zerssen, D.v. Manual zur Beschwerdenliste. Beltz-Verlag, Weinheim (1976b)

Krankheits-und Defektbewältigung („Coping") als Anliegen des Gutachters

R. M. A. Suchenwirth

Vorbemerkungen

Der Siegeszug der naturwissenschaftlichen Medizin seit der Mitte des vorigen Jahrhunderts vermittelte dem Arzt eine sehr starke Stellung im Umgang mit den Kranken. Der Arzt stellte die Diagnose und Prognose, bestimmte als Autorität die Therapie. In der Kinderheilkunde sprach man zum Beispiel davon, daß der Arzt Erzieher sein müßte, für den Erwachsenen war er Führer und Aufklärer. Das Wirken des großen Pathologen Rudolf Virchow sogar bis in den politischen Bereich hinein mag dafür beispielhaft sein: Er forschte, entwarf die lange richtungsweisende Zellularpathologie, untersuchte aber auch soziale Nöte, wie in Schlesien, und vertrat sie in der Politik.

So lange die vielen akuten Krankheitsbilder ganz im Vordergrund standen, bewährte sich diese Auffassung von der Rolle des Arztes, eines „Halbgottes" in Weiß weitgehend. Überragende Ärztepersönlichkeiten genossen hohes Ansehen.

Seitdem chronische Krankheitsbilder und Defekte mehr und mehr in den Vordergrund traten, erwies sich dieses Vorgehen als unzureichend. Die Einbeziehung der Person des Kranken oder Betroffenen wurde immer wichtiger. Gefordert war jetzt seine volle Mitarbeit in Form der Compliance, eines „Befolgungsverhalten" (Heigl-Evers u. a. 1993) oder auch einer „Zuverlässigkeit, mit der therapeutische Anweisungen befolgt werden". Die ärztliche Gesprächsführung (s. a.Reimer 1994/2) gewann zunehmend Bedeutung.

Die Entwicklung in der Arzt-Patienten-Beziehung blieb aber damit nicht stehen. Viele Gründe, u. a. die ständige Beschäftigung der Informationsmedien aller Art mit Erkrankungen und deren Behandlung, die Entwicklung zahlreicher Selbsthilfegruppen und die Möglichkeit immer mehr und weiterspezialisierte Ärzte zu befragen, ließen die Rolle der Kranken (Betroffenen) noch aktiver werden. Gerade bei den chronischen Erkrankungen ist, was im Prinzip in solchen Fällen früher auch schon der Fall war, aber wenig beachtet wurde, dies immer stärker hervorgetreten. In der bestehenden Informationslawine, von der wir jetzt etwa auch durch Internet überrollt werden, wird dies von Jahr zu Jahr noch deutlicher. Es ist aber, alle negativen Wirkungen dieser Entwicklung einmal außer acht lassend, unzweifelhaft und kann nicht mehr übersehen werden.

Die aktive Bewältigung der Erkrankungen oder Defekte durch den davon Betroffenen ist immer wichtiger geworden. Ganz früh (1955) durfte ich in einer empirischen, kleinen kasuistischen Studie schon darauf hinweisen.

Seitens der Psychologen nahm dies den Anfang in der Beschäftigung allgemein mit dem Stress und seiner Auswirkung auf den Menschen. Es wurden mehr oder weniger empirisch eine Fülle von Faktoren herausgearbeitet, die den Einzelmenschen belasten. (Tab. 1)

Bereits vor einigen Jahrzehnten wurde dann für eine Verarbeitung von Problemen aller Art der Begriff des „Coping" in die Psychologie eingeführt. Gemeint ist damit also das Bewältigungsverhalten, das der Einzelne den Stressfaktoren gegenüber enwickelt (Tab. 2). Es war nur eine Frage der Zeit, dies für die klinische Psychologie zu übernehmen, also zu untersuchen, welche Verhaltensweisen die an Krankheiten und Defekten leidenden Menschen zeigen. Vor allem im letzten Jahrzehnt fand dies großes Interes-

Tab. 1: Soziale Veränderungsskala nach Holmes und Rahe

Rangstufe	Geschehnis	Mittlerer Wert
1	Tod des Ehegatten	100
2	Scheidung	75
3	Trennung ohne Scheidung	65
4	Gefängnisstrafe	63
5	Tod eines nahen Familienmitglieds	63
6	Verletzung oder Krankheit	53
7	Hochzeit	50
8	Entlassen werden	47
9	Wiederversöhnung nach Streit	45
10	Pensionierung	45
11	Erkrankung eines Familienmitgliedes	44
12	Schwangerschaft	40
13	Sexuelle Schwierigkeiten	39
14	Vergrößerung der Familie	39
15	Berufliche Veränderungen	39
16	Veränderungen im finanziellen Bereich	38
17	Tod eines nahen Freundes	37
18	Wechsel an einen Arbeitsplatz mit ungewohnter Tätigkeit	36
19	Veränderung in der Anzahl der Auseinandersetzungen mit dem Ehegatten	35
20	Aufnahme einer Hypopthek von über 10000 Dollar	31
	Einige Sonstige:	
21	Sohn oder Tochter verläßt die Familie	29
22	Ehefrau fängt eine Arbeit an oder hört damit auf	26
23	Schwierigkeiten mit dem Chef	23
24	Ferien	13
25	Weihnachten	12
26	Kleinere Gesetzesverstöße	11

* (gekürzt 26 von 43 Ereignissen angeführt)

se. Einige Monographien wurden dem gewidmet. Muthny zeigte etwa eine ganze Liste von Dimensionen der Krankheitsverarbeitung auf. (Tab. 3) (s.a.Beutel 1988, Hammer u. Mitarb. 1991, Muthny 1990, Schüssler u. Mitarb. 1994).

Die Art der Krankheitsbewältigung kann den Verlauf vieler Erkrankungen entscheidend beeinflussen. Ein geglücktes „Coping" setzt „neben der Stabilität einer therapeutischen Beziehung vor allem unterstützende Faktoren des sozialen Umfelds die (erwähnten) Selbsthilfegruppen, ein von Schuldzuweisungen freies Krankheitskonzept und ein günstiges Krankheitsverhalten voraus" (in Pschyrembel 1990).

In der Beziehung Arzt-Patient (Proband) ist also eine deutliche Verschiebung eingetreten, die eine Partnerschaft mit im Einzelfall unterschiedlichen Gewichten zwischen den Partnern erkennen läßt.

Vielerorts, auch in Deutschland, haben sich klinische Psychologen damit beschäftigt. So sind alleine mindestens drei Fragebogen in Anwendung (FKV 102, BEFO-F, TSK) und es fanden mehrere Kongresse statt, die diesem Thema gewidmet wurden.

Tab. 2: Streßverarbeitung – Subskalen

1. Bagatellisierung
2. Vermeidung und Flucht
3. Selbstbeschuldigung
4. Aggression nach außen
5. Gedankliche Weiterbeschäftigung
6. Selbstbemitleidung
7. Resignation
8. Soziale Abkapselung
9: Ersatzbefriedigung
10. Ablenkung
11. Körperliche Symptome
12. Bedürfnis nach Aussprache
13. Projektion
14. Intellektualisierung
15. Einnahme von Pharmaka und Genußmittel
16. Selbstaufwertung

(nach Janke, W., G. Erdmann und W. Boucsein in Immelmann u. a.; Psychologie. G. Fischer und Psychologie Verlags Union; Stuttgart; 1988; S.316)

Tab. 3: Wege und Dimensionen der Krankheitsverarbeitung (nach Muthny)

Informationssuche
Wahrnehmungsabwehr, Vermeidung
Wunschdenken
Selbstanschuldigung
Problemanalyse und -bewertung
Planvolles Handeln
Gefühle ausleben
Kontrolle der Gefühle und des Ausdrucks
Spannungsreduktion
Ersatzbefriedigung
Carpe-diem-Haltung
Auflehnung und Selbstmitleid
Optimismus – Strategien
Selbstaufwertung
Ablenkung
Akzeptieren
Depressive Verarbeitung – Resignation
Sinngebung
Religiosität
Compliance bezogene Strategien
Mißtrauen gegenüber Ärzten
Altruismus
Zweckpessimismus (Galgenhumor)
Relativierung durch Vergleich
Regressive Wünsche
Inanspruchnahme sozialer Unterstützung
Sozialer Rückzug

Auf die inzwischen genannte psychologische Literatur zu dem Thema muß also hier verwiesen werden. Zahlreiche Einzelfaktoren wurden dabei berücksichtigt. Die Übersicht (Tab. 3) zeigt auch wie viele Umstände psychologischerseits dabei in Betracht gezogen wurden, auch wie fein verästelt seitens der klinischen Psychologie die Dinge angegangen werden. Dabei muß aber gesagt werden, daß zwar einige Krankheitsbilder so schon sehr gründlich bearbeitet wurden, neurologische Erkrankungen verhältnismäßig wenig. Für unser Fachgebiet, namentlich auch die Probleme, die sich dem Gutachter stellen, läßt sich damit nicht sehr viel anfangen. Fragebogen mit 30, 37 oder sogar 102 Fragen und jeweils 5 Abstufungen der Antworten sind im Regelfall nicht anzuwenden – auch wenn einem als Gutachter besonders interessiert, inwieweit sich die Mitarbeit des Probanden auf die krankhafte Störung (des Defektes) auswirkt. Dies gilt um so mehr, als auch die Eigendynamik der neurologischen Erkrankungen in solchen allgemeinen Fragebogen nicht genügend berücksichtigt werden kann. Dazu können in unserem Fachgebiet hirnorganische psychische Störungen treten. Hier gilt nur der Einzelfall und die Einzelsituation.

Beispiele von Krankheits-(Defekt-)bewältigung

Nähert man sich dem Gesamtproblem von unserem Fachgebiet aus, erinnert man sich schnell an den einen oder anderen Menschen, der besonders gut oder besonders schlecht mit seiner Erkrankung fertig wurde.

Zwei Beispiele vorweg: Eine rund 30jährige Kranke besucht mich ab und an in der Sprechstunde. Sie zieht ihr rechtes Bein in Art einer Prädilektionsparese nach und benutzt den rechten Arm, der angewinkelt gehalten wird, kaum. Sie wirkt etwas naiv und einfältig, dabei freundlich und zugewandt. (Immer begleitet sie eine klug und energisch wirkende Mutter). Die Patientin ist seit über 10 Jahren ganztägig in einer beschützenden Werkstatt tätig, wobei sie entweder Telefondienst macht oder einfache Sortieraufgaben durchführt. Damit verdient sie sich den Lebensunterhalt und ein beachtliches Taschengeld. Es handelt sich um eine frühkindliche Hirnschädigung. Kurz nach der Geburt war eine große intrakranielle Blutung aufgetreten, deren Entfernung wesentlich die linke Hemisphäre miteinbezog. Das Computertomogramm zeigt ein weitgehendes Fehlen der linken Hirnhälfte mit Anlage eines Ventils zur Liquordruckregulierung. Diese Frau fehlt praktisch nie an ihrem Arbeitsplatz. (Ein ähnlich ausgeprägtes Bild einer morphologisch erkennbaren zerebralen Schädigung habe ich nicht in Erinnerung). Hier hat also ein Mensch, wenn auch auf vergleichsweise funktionell niedrigem Niveau, in erstaunlicher Weise seine vielfachen Defekte weitgehend überwunden. Es liegt wahrhaft eine Überkompensation vor.

Mehrfach konnte ich Muskelkranke beobachten, die durch das Fortschreiten der Erkrankung in hohem Maße beeinträchtigt waren, aber gar nicht daran dachten, ihre berufliche Tätigkeit aufzugeben. So wurde ein 35Jähriger von 2 Sanitätern auf einer Bahre zu mir gebracht; in seinem Rahmen konnte er trotzdem mittels zweier elektrischer Rollstühle und einem dafür umgebauten Spezialfahrzeug sich als Single im Haushalt und als Sachbearbeiter bei einer Berufsgenossenschaft noch voll behaupten.

Bedenkt man diese Beobachtungen, erinnert man sich unwillkürlich an gänzlich gegenteilige. Wie oft erleben wir in der praktischen Arbeit, gerade auch als Gutachter, Menschen, die minimale Störungen haben und maximal darauf reagieren. Heilverfahren ("Kuren") werden von solchen Menschen fast im Abonnement verlangt, die berufliche Tätigkeit wird immer wieder durch Krankmeldungen unterbrochen und den körperlichen Störungen eine große Bedeutung zugemessen. Eine frühe Berentung wird häufig dabei angestrebt, ja zu erkämpfen versucht.

Krankheits-(Defekt-)bewältigung im Querschnitt

Jeder Kranke (Geschädigte) zeigt dabei ein individuelles Muster der Reaktion auf einen Körperdefekt. Dies hat nun viele Gründe, teils aus der Persönlichkeit des Kranken, also seiner Charakterstruktur, den prägenden Einflüssen von Kindheit und Jugend, der von ihm entwickelten „Lebensform" (grundsätzlich im Sinne von Spranger, aber nur feiner in der persönlichen Wertwelt verästelt), teils aus der Art der Erkrankung und des ausgeübten Berufes herrührend. Das Vorliegen von Psychosen oder ausgeprägten Neurosen von Krankheitswert sei hier unerwähnt gelassen.

Nach dem ersten Eindruck kann man gewissermaßen ein Querschnittsbild feststellen und unter generellen Gesichtspunkten die Haltung des Kranken hier einordnen (Tab. 4).

Tab. 4: Varianten der Krankheits(Defekt-)bewältigung im Querschnittsbild

Überkompensation	(Simulation)
Volle Kompensation (Bagatellisieren)	Aggravation (Übertreibung)
Adaequate Adaptation mit deutlicher Eigeninitiative	Zentrierung auf d.Defekt (Versuch der Vorteilnahme)
Einfaches sachliches Hinnehmen und Annahme der angebotenen Möglichkeiten	

Die eingangs geschilderten Fälle stellen dabei ein gewiß seltenes Extrem der Überkompensation dar. Wir wissen aber auch aus den Biographien bedeutender Menschen, daß sie die eine oder andere Erkrankung hatten und daraus erstaunliche Kompensationsmechanismen aufbauten. Die berühmte Ärztin des Mittelalters Hildegard von Bingen soll immer wieder schwer krank gewesen sein und daraus die eine oder andere Therapie entwickelt haben. Es ist müßig hier weitere Fälle aufzuführen, etwa Sebastian Kneipp, Braille u. a. (s. a.Suchenwirth 1995).

Kompensationen und Überkompensationen stellen eine Form der Krankheits-(Defekt-)bewältigung dar. Sie sind nicht die Regel, sondern doch eher die Ausnahme. (Als Massenphänomen zu beobachten war sie bei vielen Kriegsverletzten, etwa Beinamputierten, wie ich mich bei einem Skirennen solcher Menschen überzeugen durfte. Sportliche Überkompensationen beachtlicher Art sieht man auch bei den sogenannten Olympischen Spielen Behinderter, die einem Hochachtung abnötigen.)

Als Gutachter wird man dies also gelegentlich feststellen. Als Normalverhalten, das man von chronisch Kranken (oder nach Defekten) verlangen muß, kann man es nicht ansehen.

Man trifft sehr häufig, was vielfach gar nicht so deutlich wird, Menschen, die sich mit ihrem Schicksal abgefunden haben und ganz unprätentiös versuchen, mit den verbliebenen Möglichkeiten zurecht zu kommen. Sie schöpfen die Angebote aus, die ihnen von Familie oder auch im Rahmen des sozialen Netzes angeboten werden, befolgen im allgemeinen die Ratschläge ihrer Ärzte, arbeiten willig mit ihren Krankengymnasten(-tinnen) oder sonstigen paramedizinischen Helfern gut zusammen und machen kein Aufhebens davon. Diese adaequate Form mit seinem Leiden zurechtzukommen könnte als Norm gelten, wenn bei den vielfältigen Spielarten des Verhaltens von Menschen überhaupt von einer Norm gesprochen werden kann.

Wir kennen sodann und gerade in der Begutachtungssituation nicht ganz selten Menschen, die sich stark auf ihre Leiden zentriert haben. Dies kann in Form des Selbstmitleids geschehen und noch völlig verständlich sein. Als Gutachter sollte man dies nicht überwerten. Ob man sich selbst, ähnlichen Schicksalsschlägen ausgesetzt, wesentlich anders verhalten würde, muß man redlicherweise offen lassen. Zu dieser Gruppe gehören aber auch die Pfiffigen und Listigen, die es verstehen, aus unangenehmen, schmerzhaften und belastenden Leiden ein wenig Kapital zu schlagen. Warum nicht so lange die gesetzlichen Möglichkeiten zur Begünstigung von Behinderten gegeben sind und nicht mit falschen Karten gespielt wird?

Selbst einer Aggravation gegenüber, die gerade in der Begutachtungssituation so oft vorliegt, sollte man nicht zu streng sein. Fast immer gelingt es im freundlich-sachlichen Gespräch, die Schilderung der Beschwerden ins richtige Lot zu bringen. Manchmal erfährt man dann von unangenehmen, auch wirklich unvertretbaren Auseinandersetzungen bei früheren Untersuchungen zwischen Probanden und Untersucher, die solche Menschen in die Aggravation getrieben haben. Wie schnell man vorübergehend zur Aggravation abrutschen kann, machte mir ein äußerst seriöser früherer Oberarzt deutlich, der erzählte, daß er sich selbst dabei ertappte, als Amputierter bei einer Nachuntersuchung sein Leiden viel deutlicher präsentiert zu haben als im Alltagsleben. Dies, obwohl er als erfahrener Gutachter wußte, daß sich an seinem Behinderungsgrad nichts ändern konnte. Hinterher konnte er darüber nur lächelnd den Kopf schütteln. Fast immer liegen der Aggravation psychologische Wurzeln zu Grunde, die dieses Fehlverhalten unserer Probanden in milderem Licht erscheinen lassen können. Dies gilt vor allem auch, wenn sie vielleicht mit relativ geringer intellektueller Kapazität ausgestattet, meinen nur so zu ihrem Recht zu kommen und das Bild einer „Pseudodemenz" bieten.

Eine extreme Reaktionsvariante im Rahmen der Verhaltensauffälligkeiten ist die Simulation. Gewiß gibt es ab und an einen echten Betrüger, der dies versucht. Eigentlich sieht man das aber doch sehr selten und bei geduldigem und eher trotzdem freundlichem Befragen können bei dem Probanden, der simuliert, ganze Kartenhäuser von unechten Vorgaben zusammenfallen. Gar nicht ganz selten schrumpft die an sich deutliche Simulation dann zur Aggravation zusammen und manchmal erkennt man dahinter auch Motive, die einem als Gutachter versöhnlich stimmen. Hinter einem, zumindest in Einzelheiten, vorgetäuschten Krankheitsbild können ratgebende Familienangehörige, Freunde und manchmal auch Ärzte stecken. Das Studium von Zeitschriften und falsch verstandene Aufklärung auch etwa durch das Fernsehen können statt zu einem sachlichen zu einem „arztgerechten Beschwerdekomplex" (Wieck 1967) führen, in dem Dichtung und Wahrheit zusammengewoben sind. Ein reines echtes Münchhausensyndrom ist eher selten. Viel häufiger dagegen sind also induzierte Krankheitsdarbietungen vor einer, gewiß nur im Hintergrund wirkenden, Lobby. Man darf auch dies nicht dem Probanden zu sehr anlasten, wenn er in innerer Abhängigkeit von irgendeinem Arzt ein Krankheitsbild demonstriert, das genauerer Betrachtung nicht standhalten kann. Es muß nicht immer ein Dr. Knock-Syndrom (Romains) (s. Nebentext) sein, also eine aus Prestige- oder Gewinnsucht von einem Arzt behauptete Gesundheitsstörung.So sieht man schon in der ersten Begegnung mit dem Probanden recht unterschiedliche Reaktionsformen.

Verlaufsdynamik bei der Krankheits-(Defekt-)bewältigung

Je mehr man sich dann mit der Auseinandersetzung zwischen dem Kranken und seinem Leiden beschäftigt, desto deutlicher wird, daß es dabei eine ausgesprochene Verlaufsdynamik gibt. Es gibt dabei nicht eine Verhaltensweise schlechthin, sondern man kann, zumindest bei den meisten Probanden, eine gewisse Änderung der Reaktionen im Verlauf erkennen. In meiner frühen Studie habe ich dies bereits anklingen lassen. Etwas schematisierend lassen sich 7 Stadien der Krankheitsbewältigung herausarbeiten. (Tab. 5)

Die Psychologen, die sich mit dem „Coping" auseinandergesetzt haben, räumen dies nur teilweise ein. Immerhin wird aber gerne von dieser Seite auch in einem Schema dargestellt (so bei Hasen-

Tab. 5: Krankheitserfahrung und Krankheitsbewältigung

1. Stadium
Feststellung erster Alarmzeichen (Funktionsstörungen, Schmerzen)
2. Stadium
Beginn der Auseinandersetzung (Herunterspielen der Symptome, Verdrängung, Übertreibung im Hinblick auf die noch vorhandenen Möglichkeiten, vorschnelle Erklärungen)
3. Stadium
Erste ernsthafte Auseinandersetzung (Suche nach Rat und Hilfe bei beliebigen Menschen des persönlichen Umfeldes. Gang zum Arzt, erste therapeutische Bemühungen)
4. Stadium
Volle emotionale, auch affektive Reaktion auf Störung (Resignation, Depression, Aufbäumen, langsame Gewöhnung)
5. Stadium
Bewußtes Angehen gegen die Erkrankung, Suche nach vertiefter Information, Facharzt, Klinik, Anstreben einer Operation, eines Heilverfahrens, volles Eingehen auf alle therapeutischen Angebote. (Aufsuchen von Heilpraktikern auf eigene Kosten)
6. Stadium
Versuch mit der Krankheit zu leben. Nutzung aller denkbarer Hilfsmittel zur Bewältigung der Störungen im einfachen, normalen leben. Erlernen von Verzicht auf gewohnte Ansprüche, bewußter Umbruch der bisherigen Lebensstrukturen, bewußte Einschnitte im personalen Umfeld.
7. Stadium
Versuch des Wiederaufbaus der ursprünglichen Lebensformen (im Sinne von Spranger), falls nicht möglich Umbau, oder Entwicklung gänzlich neuer Lebensziele, Aufbau einer neuen Wertwelt. Aufbau eines neuen personalen Umfeldes. Versuch der Wiederaufnahme eines Berufes.

bring,1995), welche drei Abwehrphasen zu berücksichtigen sind. Danach erfolgt auf das veränderte Befinden die Wahrnehmung der Störung,dann Verdrängen, Verleugnen, Fokussieren und eine Projektion („Abwehr 1"). Über die „Kognition" schließen sich dissimulieren, aggravieren, verdrängen, verleugnen, isolieren, verschieben, rationalisieren, intellektuallisieren oder Reaktionsbildung („Abwehr 2") an, was zu Konsequenzen führt. In der „Abwehr 3" wird wiederum Verdrängen, Verleugnen, Regression, Sublimieren, Symbolisieren oder Reaktionsbildung erwähnt. So sehr wir uns auch im ärztlichen Sprachgebrauch dieser Formulierungen bedienen, erscheint doch dieser Schematismus nicht unbedingt der einfachen ärztlichen Erfahrung angemessen.

Wir beobachten die verschiedensten Varianten einer als Norm gedachten Krankheitsbewältigung (Tab. 6), anfangs oft ein Verleugnen, oder eine Art Panikreaktion, später eine deutliche, differenziertere affektive Auseinandersetzung mit der Gesundheitsstörung, dann langsam den Versuch einer rationalen Bewältigung unter Überwindung rein affektiver Reaktionen, schließlich den Ausbau verschiedenartiger Ausgleichsmöglichkeiten (Kompensationen). Dieser Weg ist weitgehend vorgegeben und wird aber je nach Primärpersönlichkeit, Lebenssituation und vor allem Art der Gesundheitsstörung variiert. Der Kranke mit der Multiplen Sklerose und der Ungewißheit hinsichtlich jederzeit möglicher neu auftretender Schübe steht vor einem völlig anderen Problem als der Kranke, der einen Schlaganfall hinter sich

Tab. 6: Stadienbezogene Störformen der Krankheitsbewältigung

Stadium 1:
Gänzlich fehlende Störungswahrnehmung – oder ungesteuerte Erregung

Stadium 2:
„Totstellreflex" – mit Verleugnen, sich Ablenken, Verdrängen, Ablehnung von Medikamente oder anderen Sofortmaßnahmen. Fluchtreaktionen (Ortswechsel) oder panikartiges Aufsuchen eines Arztes, überstürzte Krankmeldungen.

Stadium 3:
Noch Ignorieren, durch Willensanstrengung sich zwingen, Ausflüchte und Bagatellerklärungen für unübersehbare Körperstörungen suchen – ‚jedenfalls herunterspielen, dissimulieren, beschönigen, verdrängen, gezielt gegen ärztliche Ratschläge handeln, zu beweisen, daß dieser Unrecht hat, oder starker Medikamentenwunsch und Verbrauch. Rennen von Arzt zu Arzt, Aufgreifen irgendwelcher Informationen aus Umgebung und aus den Medien. Projizieren. Immer wieder Krankmeldungen auch bei geringsten aktuellen Anlässen. Drängen auf Kuren. Geringe Compliance, wenn kein sofortiger Erfolg. Fokussieren, Einengung.

Stadium 4:
Zwanghaft übergenaues Befolgen ärztlicher Ratschläge oder Ratschläge von Kranken mit ähnlichen Leiden oder eifrigen Laien. Durcharbeiten von Gesundheitsbüchern, Drängen auf operative Eingriffe und paramedizinische, Maßnahmen, oder Aufsuchen von Heilpraktikern, Wunderheilern, „Therapiekreisen" am Ort. Ständige Krankmeldungen. Compliance zum behandelnden Arzt wird gering, Rentenwünsche. Aggravieren. Im Gesamtverhalten Regredieren. Manchmal Drängen auf operative Eingriffe, auch verschiedene andere paramedizinische Maßnahmen.

Stadium 5:
Herumreisen bei Kapazitäten, dabei oft „Kapazitätenkiller" möglichst geographisch weit entfernt, auch ins Ausland. Suche nach „alternativen" Methoden aller Art. Ausscheiden aus der beruflichen Welt, Verzicht auf private Hobbies, zunehmende Isolierung im normalen Bekanntenkreis. Selbst bezahlte Kuren, möglichst mit alternativem Anstrich. Drängen auf Berentung. Kaum mehr Compliance für gezielte ärztliche oder paramedizinische Maßnamen. Zunehmend skeptischer. Immer stärkere Einengung. Symbolisieren.

Stadium 6:
Verzicht auf alle medikamentösen Hilfen, Ablehnung der paramedizinischen Möglichkeiten, keinerlei Bereitschaft mehr zur Lebensumstellung, Mißachten einer Diät. Vermehrt Alkohol, beruhigende oder schmerzstillende Medikamente ohne Indikation. Kontakt fast nur noch zu Besserwissern. Außenseitern oder anderen ebenfalls Resignierenden. Rentenzuerkennung letzter Strohhalm, auch als Bestätigung!

Stadium 7:
Völliges sich-fallen-lassen. Völlige Resignation, weitgehende menschliche Isolierung auch im Familienleben, Zusammenbrechen der gesamten Welt der Werte. Alkoholismus u. a. süchtiges Verhalten.

hat, dessen Ursache möglicherweise durch eine gute Therapie behandelt werden konnte, etwa durch einen operativen Eingriff am Gefäßsystem, eine Herzbehandlung oder Änderung der Gerinnungsfähigkeit des Blutes. Man versteht aus der Art der erfahrenen Erkrankung dann auch, daß die Menschen mit Muskeldystrophie gewissermaßen wahrhaft gelernte und geschulte Kranke oft bis ins Endstadium der Erkrankung kompensieren und sich anpassen können und damit noch so lange in Beruf und Familie vollwertig bleiben. Es versteht sich also, daß wir uns mit den beachtlichen psychologischen Einsichten über Krankheitsbewältigung nicht zufrieden geben können, sondern eine eigene Betrachtungsweise, dem jeweiligen Krankheitsbild und Krankheitsstadium angemessen, entwickeln müssen. Dies gilt, wie erwähnt, vor allem auch dann, wenn ein hirnorganisches Psychosyndrom oder eine Wesensänderung vorliegt. Man kann bei euphorischen MS-Kranken oder Stirnhirnkranken nicht die gleiche Form von

Krankheitsbewältigung voraussetzen, wie gerade etwa bei Muskelkranken oder Querschnittsgelähmten. Die Erkenntnisse der klinischen Psychologen sind uns gewiß ein wertvoller Anstoß, entwickeln müssen wir unserer Vorstellung von Krankheitsbewältigung im Einzelfall („Coping") also selbst. Die ärztliche Psychologie weicht hier weit von den mehr theoretischen Darlegungen der klinischen Psychologen ab.

Folgerungen hinsichtlich gestörter Krankheits-(Defekt-)bewältigung im Rahmen der Begutachtung

Ob eine Gesundheitsstörung eine geringe oder große praktische Bedeutung besitzt hängt also für den Betroffenen weitgehend von seiner Art der Auseinandersetzung mit seiner Krankheir ab, seinem „Coping". Diese erst läßt die Bedeutung der objektiven Störung ins richtige Licht setzen. Dabei gilt es zu berücksichtigen welche Faktoren sich auf die Krankheitsbewältigung auswirken.Dies sei grob schematisch auf der Tab. 7 dargestellt. Es handelt sich um sehr viele Faktoren und alle lassen sich nicht so einfach formulieren, zumal sich öfters mehrere Faktoren ergänzen.

Wir dürfen keine Überkompensationen, wie geschildert, von unseren Probanden erwarten. Eine adaequate Auseinandersetzung ist vielen Probanden infolge der erwähnten Störfaktoren oft nicht möglich. Manche lernen dies dann doch. Bei anderen wurde es in der Therapie vernachlässigt, dem Kranken die seelische Anpassung in individuell angemessener Form zu vermitteln. Wir müssen dabei eine gewisse Willensbereitschaft bei unseren Probanden verlangen, sich über die bestehenden Defekte in der einen oder anderen Weise hinwegzusetzen, sie nach Möglichkeit auszugleichen und alle entsprechenden Behandlungsangebote anzunehmen. Solche gibt es, natürlich von Einzelfall zu Einzelfall wechselnd, reichlich. (Es ist nicht nicht vertretbar, daß der Proband vernünftige und nicht allzusehr belastende Angebote

Tab. 7: Störfaktoren bei der angemessenen Krankheitsverarbeitung

Multimorbidität
Höheres Lebensalter (Zeitraum zum Aufbau eines neuen Leistungsprofils zu eng)
Besonders schwierige berufliche Situation (Verlust der Stelle, keine Möglichkeit zu Teilzeitarbeit, Umsetzung oder Umschulung, Firmenauflösung)
Besonders schwierige familiäre Situation (Schwere Krankheits- und Pflegefälle in der Familie, aktuelle Ehekrise, Tod eines nahen Angehörigen oder auch bindungs-, beziehungsloser Einzelgänger)
Besonders schwierige wirtschaftliche Situation (Verschuldung,Geschäftskonkurs u.ä.)
Individuelle (biographische) Sonderfaktoren (Vielerlei: andere belastende und prägende Erinnerungen, Verlust des Führerscheins, Zivilverfahren, Strafverfahren, Strafen u. a.)
Sehr ungünstige Wohnverhältnisse (Wohnort weit von realen Arbeitsmöglichkeiten entfernt, u. a- oder auch Verlust der Wohnung)
Primäre Persönlichkeitsstörungen
Intellektuelle Minderkapazität (Auch völlig unzureichende Primärbeschulung)
(Begleitende neurotische Entwicklungen von Krankheitswert, Psychosen)

ausschlägt oder durch Fehlverhalten erfolglos macht). Dies sollte der Gutachter, wenn eben möglich, feststellen und dann berücksichtigen. Bedacht werden muß auch,daß ein gewisser öffentlicher Druck besteht und sich den Zeitläuften anpaßt. Einmal steht in der Öffentlichkeit die Pflichterfüllung, dann das Erreichen von Vorteilen, als selbstverständliches Recht angesehen, im Vordergrund. Kein Proband kann sich dem ganz entziehen. Im übrigen sind es tatsächlich oft sehr belastende Umstände, die den einen oder anderen Probanden bei der Bewältigung seiner Erkrankung hemmen und stören. Sie anzusprechen kann oft schon durch das gezeigte Verständnis ein wenig helfen.

Dabei gibt es sicher auch Grenzfälle: Menschen in relativ hohem Lebensalter können sich nicht mehr an gewisse Defekte anpassen, anderen fehlen alle äußeren Bedingungen, wieder andere sind einfach durch intellektuelle Minderkapazität nicht in der Lage dies zu tun. Hier wird man aber relativ strenge Maßstäbe anzulegen haben. Schließlich gibt es noch eine Art beeinträchtiger Krankheitsbewältigung, die auf eine ausgesprochene Störung der Willensfähigkeit beruht. Die Sozialjuristen haben dafür teilweise andere Bezeichnungen. Man müßte vielleicht in solchen, sicher nicht sehr häufigen, Fällen den Psychiater zuziehen und sich mit diesem zusammen als Gutachter äußern. Auch in solchen Fällen kann eine besonders unglückliche Kombination von äußeren und inneren Störfaktoren vorliegen, die eine adaequate Krankheits-(Defekt-)bewältigung im Einzelfall hochgradig erschweren oder gar ausschließen.

Tab. 8: Fragen hinsichtlich der Krankheitsbewältigung

Zuvor:
Wie lange dauert die Erkrankung (der Defekt)
„Compliance"
Stehen Sie deshalb regelmäßig in ärztlicher Behandlung (Betreuung)?
Nehmen Sie verordnete Medikamente regelmäßig ein ?
Unterziehen Sie sich einer ärztlich verordnetenphysikalischen oder krankengymnastischer Therapie
Halten Sie eine Diät ein? (Diabetes, Hypertonie!)
Verzichten Sie auf Nikotin, Alkohol u. a. weil ärztlich angeraten?
„Coping"
Haben Sie sich über Ihre Krankheit eingehend informiert (wie?)
Haben Sie sich mit Leidensgefährten darüber unterhalten?
Gehören Sie einer Selbsthilfegruppe (-organisation) an?
Gehören Sie einer Behindertensportgruppe an?
Haben Sie sich vorgeschlagenen Heilverfahren unterzogen (wie oft)?
Haben Sie Heilverfahren oder „Kuren" auf eigene Kosten mitgemacht? (Eigenmedikation ?)
Haben Sie Außenseitermethoden versucht (Heilpraktiker o.ä.)?
Haben Sie sich beruflich umgestellt, oder dies versucht (Umsetzung, Umschulung, Versuch Teilzeitarbeit zu erhalten?)
Haben Sie gegebenfalls ihr Kraftfahrzeug umstellen lassen?
Haben Sie die gesetzlichen Möglichkeiten für Behinderte in Anspruch genommen? (Feststellung des Behindertengrads, Telefon-, Fernsehgebühren u.a.)
Haben Sie ihre familiären Beziehungen (überhaupt sozialen Beziehungen, Ehe u.a.) falls unvermeidlich umstellen können oder darauf bestanden dies zu tun?
Haben Sie sich neue, der Erkrankung (oder dem Defekt) angepaßte Steckenpferde (Hobbies) aufgebaut?

Erkennung einer gestörten Krankheitsbewältigung

Wiederum tabellarisch (und damit nur schematisch) sind eine Anzahl von Feststellungen während einer Begutachtung aufgeführt, die hinsichtlich der Prüfung der Krankheitsbewältigung berücksichtigt werden können. Man könnte daraus eine Art Fragebogen mit 17 Fragen über die reale Auseinandersetzung mit der Krankheit (dem Defekt) (Tab. 8) konstruieren, schreckt aber davor etwas zurück, weil wir es als Ärzte (und eben auch Gutachter) immer mit Einzelfällen zu tun haben, die diesbezüglich die verschiedensten Schwerpunkte haben und die verschiedensten Variationen aufweisen. Jeder übertriebene Schematismus ist also dabei fehl am Platze. Und sollte man als Arzt noch glauben einen gewissen Schematismus vertreten zu können, die Juristen würden noch mehr den Einzelfall herausgestellt wissen. Diese Liste sei also mehr als Anregung gedacht. Sie enthält aber, und dies in überprüfbarer Form, die Anpassungsleistungen oder doch Versuche des Probanden.

Zusammenfassung

Es geht längst nicht mehr an die Person des Kranken aus der neurologischen Untersuchung auszuklammern, ihn nur als Objekt zu betrachten. Auch die Berücksichtigung seines Befolgungsverhaltens ("Compliance") genügt in der heutigen Welt der Informationsüberschwemmung längst nicht mehr. Wir sind gezwungen,

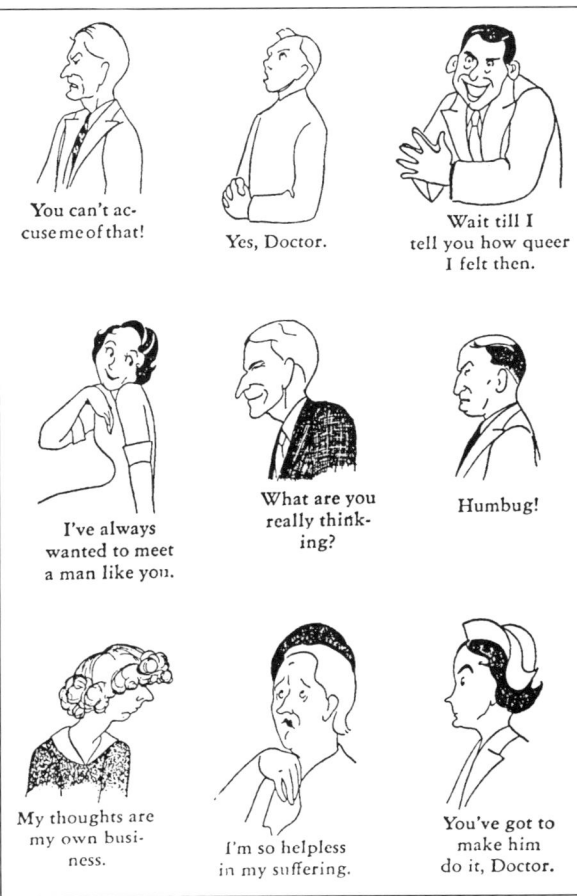

Abb. 1: Die Einstellung des Kranken zu seinem Arzt: Der Kranke als Objekt (Droge Arzt)
Abbildung nach Moench: Office Psychiatry 1952

Der Kranke als Subjekt: Compliance ("Befolgungsverhalten", Geyer in Heigl-Evers)
Der Kranke als Partner mit wechselnd unterschiedlichem Gewicht zwischen den Partnern Krankheits(Defekt-)bewältigung ("Coping")

die aktive Auseinandersetzung des Kranken (Defektgeschädigten) mit seiner Störung in unsere gutachterliche Überlegungen aufzunehmen (sein "Coping"; siehe Abb. 1). Dabei ist ein einfaches Querschnittsbild unzureichend. Vielmehr gilt es auch, die Phase der Auseinandersetzung zu bedenken, in der unser Proband mit seinem Krankheitsbild steht. Etwas schematisch lassen sich 7 Stufen differenzieren, wobei anfangs emotional-affektive Reaktionen, später rationale im Vordergrund stehen. Mehr und mehr kommt es schließlich auf die aktive Willensentfaltung des Probanden an mit seinen Störungen fertig zu werden.

Hier lassen sich vor allem eine leicht erkennbare Willensbereitschaft von einer hochgradig beeinträchtigten Willensfähigkeit differenzieren. Eine mangelnde Willensbereitschaft muß bei der Vielzahl von Angeboten, die heute Kranken (Defektgeschädigten) gemacht werden, besonders deutlich gutachterlich herausgearbeitet werden.

Andererseits sollten die vielen Störfaktoren, die im Einzelfall die Krankheits(Defekt-)bewältigung beeinträchtigen können, beachtet werden. Sie sind zwar meist mehr ein juristisches oder soziologisches Problem, verbessern aber das Verständnis für Anpassungsstörungen unserer Probanden. Eigentlichen Krankheitswert werden sie sicher nur ausnahmsweise haben. In mancher dieser Fälle wäre es dann ratsam sich die Verantwortung für eine derartige Festlegung mit einem Psychiater zu teilen.

Literatur

Ahrens, S., M. Hasenbring, U. Schulz-Venrath und H.Strenge (Hsg.) (1995): Psychosomatik in der Neurologie, Schattauer, Stuttgart, p.11-16

Beutel, M. (1988): Bewältigungsprozesse bei chronischen Erkrankungen. Ed.Medizin, VCH Weinheim.

Franke, N. (1992/2): MS-Hoffnung und Krankheitsbewältigung, S.Schulz, Starnberg

Gaus, E., K. Köhle, (1990/4): Krankheitsverarbeitung bei körperliche Schwerkranken. in: Uexküll Th. v.: Psychosomatische Medizin, Urban und Schwarzenberg, München, p.1135-1151

Hammer, C. und V. Schubert, (1993): Chronische Erkrankungen und ihre Bewältigung. R. S. Schulz, Starnberg

Hasenbring, M.: Erklärungsansätze der empirischen Psychologie in Ahrens S. u. Mitarb. s. oben, p.16-32

Heigl-Evers, A., F. Heigl, J. Ott (1993): Lehrbuch der Psychotherapie. G. Fischer, Stuttgart

Holmes und Rahe (1967) zit. nach D. v. Holst, R.Scherer: Streß in Scherer, Vogel, Schmoock: Psychologie. Grundlagen des Verhaltens G.Fischer und Psycho. Verlagsunion, Stuttgart 1988

Krüger, U., A. F. Blomert und W. Förster, (1990): Coping, Vanderhoek und Ruprecht Göttingen

Langenmayr, A. (1980): Krankheit als psychosziales Phänomen Verl. Psychol. Hogrefe, Göttingen

Leiberich, P., (1992): Lebenskrisen:Bewältigen oder Scheitern, Dtsch. Ärztebl. 89, p. 481-482

Muthny, F.A., (1990): Krankheitsverarbeitung-Hintergrundtheorien, klinische Erfassung und empirische Ergebnisse, Springer, Berlin

Muthny, F.A.: Forschung zur Krankheitsverarbeitung und pschosomatische Anwednungsmöglichkeiten, Dtsch-Ärztebl. 91 (1994) 3090 – 3107

Pschyrembel: (1990) Klinisches Wörterbuch, De Gruyter, Berlin

Reimer, Christian, (Hsg.)(1994/2): Ärztliche Gesprächsführung, Springer, Berlin

Spranger, E. (1950/8): Lebensformen

Schüßler, G., E. Leibing(Hsg.), (1994): Coping. Verlaufs-und Therapiestudien chronischer Krankheit, Hogrefe Göttingen

Suchenwirth, R.: Das Krankheitserlebnis als ärztliches Anliegen, Münch. Med. Wschr. 97 (1955) 265-269

Suchenwirth, R. (1995/2): Warum krank? Krankheitserlebnis und Krankheitsbewältigung. Neuromedizin, Bad Hersfeld

Wieck, H. H. (1967): Lehrbuch der Psychiatrie, Schattauer, Stuttgart

Tests:
Berner Bewältigungsformen, BEFO-F, Verlag Hans Huber Bern 1991
Freiburger Fragebogen zur Krankheitsbearbeitung, Beltz Test-GmbH, Weinheim, 1989
Trierer Skalen zur Erfassung der Krankheitsbewältigung, (TSK) Hogrefe, Göttingen

Zur Bedeutung der Magnetresonanztomographie nach Schädelhirntrauma – Kasuistik

H. U. Puhlmann

Ein 32jähriger Mann erlitt bei einem schweren Verkehrsunfall ein Schädelhirntrauma II° (SHT) mit mehrstündiger initialer Bewußtlosigkeit. Er zeigte anschließend ein Durchgangssyndrom. Im cranialen CT zeigte sich zunächst ein diffuses Hirnödem sowie ein bifrontales Hygrom. Nach Abschluß der intensivmedizinischen Überwachung bestanden bei langsam abklingendem Durchgangssyndrom keine fokalneurologischen Ausfälle. – Wegen multipler Frakturen fanden über 2 Jahre mehrere mehrmonatige Reha-Maßnahmen statt. Eine Magnetresonanztomographie (MRT) des Kopfes in axialer T_1- und T_2-Gewichtung ein Jahr nach dem Unfall war bis auf ein minimales frontales Rest-Hygrom unauffällig. Neuropsychologisch fanden sich nach einem Jahr leichte Konzentrations- und Merkfähigkeitsstörungen.

Bei der Begutachtung 4 Jahre nach dem Unfall war der neurologische Befund regelrecht. Neuropsychologisch fanden sich unverändert leichte Konzentrations-, Aufmerksamkeits- und mnestische Störungen sowie eine verlangsamte Psychomotorik. Eine erneut durchgeführte MRT war in der T_1- und T_2-Wichtung unauffällig und zeigte nur in der T_2*-Wichtung fleckige Signalintensitätsminderungen im Gyrus frontalis superior bds. und im Temperallappen als Zeichen von Hämosiderinresten nach Hirngewebskontusion.

Schlußfolgerungen

Eine posttraumatische Hirnsubstanzschädigung mit bleibenden leichteren neuropsychologischen Störungen kann mit einem unauffälligen MRT-Befund einhergehen (hier: erster MRT-Befund).

Wichtig für die Bewertung des Stellenwertes einer MRT nach SHT sind vor allem

1. der **Zeitpunkt** der Untersuchung: Es ist bekannt, daß sich einige (vor allem frontale und temporale) postkontusionelle Veränderungen in der MRT schon nach 1 Monat nicht mehr nachweisen lassen (Levin et al. 1992).
2. Die **Schnittführung** der MRT-Schichten: Frontobasale Läsionen zeigen sich beispielsweise besser in coronaren bzw. sagittalen Schnittebenen.
3. Die verwendeten **Meßsequenzen:** T_2*-Gradienten-Echo-Sequenzen zeigen Hämosiderinreste nach kleineren Blutungen oder Kontusionen sensibler als T_1- und T_2-Spinecho-Sequenzen (Atlas et al. 1988; Mittl et al. 1994).

Besteht bei einer Begutachtung die Frage, ob leichtere, vom Verletzten beklagte Befindlichkeitsstörungen nach einem SHT eine organische Ursache haben, so sollte die Entscheidung über eine mögliche traumatische Hirnsubstanzschädigung nicht nur vom MRT-Befund abhängig gemacht werden. Ferner sollten die genannten Kriterien bei der Bewertung der MRT berücksichtigt werden.

Literatur

Atlas, S W et al: Intracranial hemorrhage: gradient-echo MR imaging at 1.5 T. Comparison with spin echo imaging and clinical applications. Radiology 168 (1988) 803-807

Levin, H S et al: Serial MRI and neurobehavioural findings after mild to moderate closed head injury J.Neurol. Neurosurg Psych 55 (1992) 255-262

Mittl, R L et al: Prevalence of MR evidence of diffuse axonal injury in patients with mild head injury and normal head CT findings AJNR 15 (1994) 1583-1589

Gutachterliche Bewertung posttraumatischer psychoreaktiver Störungen

K. Foerster

Zusammenfassung

Die Kenntnisse über psychische Auswirkungen unfallbedingter Verletzungen sind noch ungenügend. Viele Patienten scheinen nach einem Unfall nicht nur unter den körperlichen Verletzungsfolgen, sondern auch unter erheblichen psychischen Problemen zu leiden. Dies gilt nicht nur für die Zeit unmittelbar nach dem Unfall, sondern auch mittel- und langfristig. Aufgrund dieser mangelhaften Kenntnisse ist die Beurteilung psychischer Störungen nach Unfällen meist schwierig und häufig umstritten. Dabei ist die Kausalitätsbeurteilung auf die besonderen Umstände des Einzelfalles abzustellen. Bei der Beurteilung sind vier Aspekte zu berücksichtigen: Schweregrad des Unfallereignisses; Schweregrad des Unfaller-lebnisses; Persönlichkeit des betroffenen Menschen; eventuelle sekundäre Motive. Psychopathologisch können folgende Syndrome auftreten: Akute Belastungsreaktion; posttraumatische Belastungsstörung; Anpassungsstörung mit unterschiedlicher Symptomatik, meist depressive Syndrome, Ängste und soma-toforme Störungen. In seltenen Fällen kann es durch das Trauma zur Aktualisierung einer neurotischen Störung kommen.

Einleitung

Funktionelle psychische Störungen nach Unfällen sind ein exemplarisches Beispiel für eine stomatopsychische und psychosomatische Reaktion des betroffenen Menschen. Jede Verletzung des Organismus, auch durch leichtere Unfälle, bedeutet neben der Verletzung des Körpers auch eine Verletzung der psychischen Körperrepräsentanz und insofern ein psychisches Trauma. Affekte von Angst und Schrecken sind dabei normalpsychologische Erscheinungen. Damit ist jeder Unfall, auch jeder leichtere Unfall, ein Unfallereignis, das verarbeitet werden muß. Dies gelingt im besten Fall so, daß die affektive Bedeutung allmählich verblaßt und eine mehr oder weniger stark gefühlsgetönte Erinnerung zurückbleibt. Es ist klar, daß eine solche Verarbeitung dem einzelnen Menschen je nach seinen Fähigkeiten in unterschiedlicher Weise gelingen oder mißlingen kann (7). Gelingt die Verarbeitung nicht in adäquater Weise, so kann es zur Entwicklung psychischer Symptome nach Unfällen kommen, wobei die Auswirkungen protektiver psychosozialer Faktoren auf den Heilungsverlauf nach Unfällen bislang unbekannt sind (2, 6).

Das Wissen über psychische Auswirkungen unfallbedingter Verletzungen ist ungenügend. Viele Patienten leiden nicht nur unter den körperlichen Verletzungsfolgen, sondern auch unter erheblichen psychischen Problemen. Dies gilt für die Zeit unmittelbar nach dem Unfall, aber auch mittel- und langfristig. Die epidemiologischen Daten in der Literatur variieren sehr stark, weil die bislang untersuchten Stichproben inhomogen waren (6).

Daher ist die sachverständige Beurteilung psychogener Störungen nach Unfällen meist schwierig und häufig umstritten. Die Frage nach einem kausalen Zusammenhang steht nicht selten im Widerstreit der Meinungen, wobei die Standpunkte von einer prinzipiellen Ablehnung jeglichen Zusammenhanges zwischen äußeren Ereignissen und psychischer Symptomatik bis zu Überlegungen reichen, in jedem Fall einen kausalen Zusammenhang anzunehmen. Grundsätzlich gilt, daß die Kausalitätsbeurteilung immer auf die besonderen Umstände des Einzelfalles, d. h. auf die jeweilige betroffene Persönlichkeit mit ihrer individuellen Belastbarkeit abzustellen ist (2). Der psychiatrische Sachverständige kann aus der Tatsache einer psychogenen Symptomatik nach einem Unfall nicht auf eine wie auch immer zu verstehende, bereits zuvor vorhandene „Anlage" rückschließen und damit einen Zusammenhang von vorne herein ausschließen. Der Streit um vorgegebene Anlage oder Traumafolge ist falsch, weil prinzipiell unbeantwortbar, da neben der Art und Schwere des Traumas immer die persönliche Situation des Betroffenen, seine Persönlichkeitsstruktur, Copingmechanismen und Faktoren, die nach dem Trauma einwirken, sei es in positiver oder negativer Art, eine Rolle spielen (1, 3, 7).

Bei der Beurteilung sollten die folgenden vier Bereiche berücksichtigt werden (4): Schweregrad des Unfallereignisses, Schweregrad des Unfallerlebnisses, Persönlichkeit des betroffenen Menschen, mögliche sekundäre Motive.

Schweregrad des Unfallereignisses

Der objektivierbare Schweregrad läßt sich anhand folgender Faktoren abschätzen:

- Besondere Dramatik des äußeren Ablaufes
- Schweregrad und Lebensbedrohlichkeit der erlittenen körperlichen Verletzungen
- Verlauf und Probleme der aufgrund der körperlichen Verletzungen erforderlichen ärztlichen Behandlung mit eventuell eintretenden Komplikationen
- Entwicklung eines physisch bedingten Schmerzsyndroms
- Dauer der durch den Unfall bedingten Arbeitsunfähigkeit.

Je mehr dieser Faktoren vorliegen, desto schwerer ist das Unfallereignis (4).

Schweregrad des Unfallerlebnisses

Das Unfallerlebnis als subjektives Phänomen läßt sich letztlich nicht objektivieren. Das Erlebnis kann dabei nur vom biographischen Kontext des betroffenen Menschen erfaßt werden. Der Sachverständige muß darlegen, welche Bedeutung die Tatsache des äußeren Traumas zu diesem Zeitpunkt und in der jeweils speziellen biographischen Situation des Betroffenen hatte. Folgende Faktoren können bei der Beantwortung dieser Frage hilfreich sein (4):

- Besondere emotionale Eindrücklichkeit der objektiven Ereignisse, vor allem dann, wenn es sich um Geschehnisse handelt, die bei den meisten Menschen besondere Ängste auslösen würden
- Schwere körperliche Verletzungen oder gar der Tod von nahen Bezugspersonen durch den Unfall
- Verletzung von Organen, die meist eine besondere Bedeutung für den Menschen haben, wie Gehirn, Herz, Genitalien sowie Haut und äußeres Aussehen.

Aus psychiatrischer Sicht ist hieraus zu folgern, daß auch leichte Unfälle, d. h. leicht bezüglich der physischen Verletzungen, vom Betroffenen als schwer erlebt werden können.

Je ausgeprägter der Schweregrad in objektiver und subjektiver Sicht, desto größer ist die Wahrscheinlichkeit, daß der Proband ein auch die Psyche verletzendes Unfallerlebnis erlitten hat. Die Tatsache, ob und wie stark psychisch traumatisierend ein solches Ereignis vom einzelnen Menschen erlebt wird, hängt entscheidend von individuellen Faktoren der Persönlichkeit ab und davon, welche protektiven psychosozialen Faktoren wirksam werden. Hierüber ist allerdings kaum etwas bekannt (6).

Unter psychodynamischen Aspekten haben wir wiederholt beobachtet, daß vor dem Unfall Konfliktsituationen vorlagen, deren „Lösung" durch eine erhoffte Entschädigung für den Unfall erwartet wird

(1, 2). Dabei findet die Verschiebung der eigenen Problematik auf das äußere Ereignis statt. Spezifische Konfliktsituationen sind nicht zu benennen, typisch sind allerdings Partnerschaftsprobleme, Probleme am Arbeitsplatz und narzißstische Kränkungen.

Persönlichkeit

Zu berücksichtigen sind Persönlichkeitsstruktur, Lebenssituation, Gruppenmechanismen, soziale Schicht mit sozialem Umfeld und Lebensalter (7). Mit dem Begriff Persönlichkeitsstruktur wird sowohl der vererbte wie der erworbene Anteil an der Persönlichkeit gemeint. Wahrscheinlich gibt es Persönlichkeitszüge, die zur Entwicklung von psychogenen Störungen nach Unfällen disponieren können. Es ist zu erwarten, daß von jeher selbstunsichere, verletzliche, ängstliche Menschen auch durch geringere Ereignisse nachhaltiger erschüttert werden können als dies beim selbstsicheren Menschen der Fall ist (1). Hinweise zur Bewältigung von belastenden Ereignissen ergeben sich aus der bisherigen Lebensbewährung und Lebensbewältigung. Zu berücksichtigen ist die Art, wie das Leben vor dem Unfall gestaltet und bewältigt wurde, die Kommunikations-, Beziehungs- und Bindungsfähigkeit, die Sozialkompetenz sowie Leistungs- und Genußfähigkeit (4, 7).

Hat ein Mensch belastende Lebensereignisse bislang ohne nachhaltige Folgen bewältigt, dann ist anzunehmen, daß er auch einen Unfall, der nicht außerordentlich schwer ist, mit eigener Verarbeitungskraft bewältigen kann. War dies in der Vergangenheit schon nicht der Fall, dann ist zu vermuten, daß es auch bei einem erneuten belastenden Ereignis Probleme geben kann. Zu fragen ist auch, ob der Mensch vor dem Unfall mit seinen innerpsychischen Möglichkeiten bereits an seiner „oberen Grenze" gelegen hat. In solchen Fällen einer gerade eben noch bestehenden Kompensation dürfte eine neue Belastung leichter geeignet sein, eine psychische Symptomatik in Erscheinung treten zu lassen, auch wenn es sich objektiv um einen „leichten" Unfall handelt.

Finden sich Hinweise auf bereits vor dem Unfallereignis bestehende psychische Auffälligkeiten, so muß detailliert geklärt werden, ob die Symptomatik, die bereits vor dem Trauma bestand, von den Beschwerden nach dem Unfall qualitativ und quantitativ unterscheidbar ist. Findet sich ein deutlicher qualitativer Unterschied oder haben sich die Beschwerden quantitativ verstärkt, so spricht dies eher für einen ursächlichen Zusammenhang.

An dieser Stelle ist auf einen aus psychiatrischer Sicht sehr schwierigen Begriff hinzuweisen, nämlich den der **Gelegenheitsursache**. Eine solche ist im psychischen bzw. psychopathologischen Bereich nur dann belegbar, wenn nachzuweisen ist, daß zum Zeitpunkt des Unfalls bereits erhebliche psychopathologische Veränderungen i. S. einer Vorschädigung vorgelegen haben. Diese müssen unter Würdigung der Bedeutung der Unfalleinwirkungen die allein wesentliche Ursache für die psychogene Symptomatik bilden. Dies dürfte in der konkreten Gutachtenpraxis bedeuten, daß ein solcher Beweis kaum je zu führen ist, da derartige Vorbefunde in den seltensten Fällen vorliegen.

Mögliche sekundäre Motive

Die Abwägung möglicher sekundärer Motive ist meist sehr schwierig. Die Grenze zwischen einer gezielten und eindeutigen Begehrenshaltung und einer unbewußten Wunschreaktion kann fließend sein. Dies gilt vor allem dann, wenn es sich bei den Probanden um einfach strukturierte Menschen handelt, die psychisch verletzlich auf Beeinträchtigungen ihrer körperlichen Integrität reagieren können. Verstärkend kann wirken, daß diese Menschen wenig oder kaum in der Lage sind, ihre Ängste und Emotionen in verbaler Form zum Ausdruck zu bringen, sondern sie neigen dazu, „körpersprachlich" zu reagieren. Zu bedenken ist auch, ob weitere positive oder negative Lebensereignisse nach und unabhängig vom Unfall auftreten und wie der positive oder negative Einfluß des gesamten psychosozialen Umfeldes zu beurteilen ist. Hier kann eine soziale Unterstützung ebenso gegeben sein wie eine Verstärkung der Symptomatik durch Familie, Freunde oder Bekannte, möglicherweise durch Hinweise auf zu erwartende finanzielle Entschädigungen oder Irreversibilität der Symptomatik.

Eine sehr wichtige Rolle spielt die Beziehung zum behandelnden Arzt. Fühlt sich der Patient von diesem nicht ausreichend akzeptiert, nicht genügend anerkannt, findet er vielleicht nicht die Geborgenheit, die er nach dem Unfall sucht, so kann dies ein zusätzlicher Faktor in Richtung einer chronifizierenden Entwicklung bedeuten. Andererseits kann durch den Hausarzt eine iatrogene Verstärkung in Gang gesetzt werden, wenn dieser eine überfürsorgliche Haltung einnimmt, wie es häufig nach leichten Hirntraumen zu beobachten ist. Eine solche Entwicklung kann massiv verstärkt werden, wenn ärztlicherseits eine pessimistische Prognose gestellt wird, wie das exemplarisch immer wieder nach HWS-Schleudertraumen vorkommt. Ganz besonders problematisch ist es, wenn der Hausarzt Atteste ausstellt, in denen er fälschlicherweise zu Rechtsbegriffen wie „erwerbsunfähig" oder „Einschränkungen der MdE" Stellung nimmt.

Geht es um die Beurteilung sekundärer Motive, ist auch zu klären, ob es sich möglicherweise um eine **Simulation** im Rahmen einer bewußten Begehrenshaltung handelt. Reine Simulation im Sinne einer Vortäuschung einer psychischen Symptomatik bei völlig Gesunden ist unserer Meinung nach selten, während Aggravation ein häufiges Faktum ist. Dabei handelt es sich nicht um eine Falschaussage wie bei der Simulation, sondern um Handlungen oder Unterlassungen, durch welche die Schwere der subjektiven und der meist geringfügigen objektiven Symptome unterstrichen werden soll. Ein solches Verhalten ist in der Begutachtungssituation häufig und sollte den Sachverständigen weder überraschen noch kränken.

Der Gedanke an Simulation dagegen entsteht dann, wenn in der Beziehung zum Probanden und in der Darstellung das Gefühl des Unechten dominiert. Folgende Hinweise können an Simulation denken lassen (8):

- Wenn eine auffallende Diskrepanz zwischen subjektiver Beschwerdeschilderung und beobachtbarem Verhalten in der Untersuchungssituation besteht
- Wenn die Intensität der Beschwerdeschilderung kontrastiert zur Vagheit der Beschwerden
- Wenn Angaben zum Verlauf der Erkrankung nicht präzisierbar sind
- Wenn sich zwischen den Angaben des Probanden und fremdanamnestischen Informationen erhebliche Diskrepanzen ergeben
- Wenn das Ausmaß der geschilderten Beschwerden nicht in Übereinstimmung steht mit einer Inanspruchnahme therapeutischer Hilfe
- Wenn das Vorbringen der Klagen sehr appellativ demonstrativ ist, ohne daß in der Übertragungssituation beim Gutachter ein Gefühl des Betroffenseins entsteht
- Wenn sich trotz der Angabe subjektiver schwerer Beeinträchtigungen das psychosoziale Funktionsniveau im Alltag als weitgehend intakt herausstellt.

Handelt es sich um Simulation oder reine Begehrenshaltung, so ist ein kausaler Zusammenhang selbstverständlich abzulehnen.

Klassifikation

Kann unter Berücksichtigung der genannten vier Bereiche eine durch den Unfall kausal bedingte psychogene Störung wahrscheinlich gemacht werden, so sollte die psychopathologische Symptomatik nach den derzeit gültigen internationalen Klassifikationssystemen formuliert werden. Unbedingt zu vermeiden ist der obsolete Begriff der "Unfallneurose" (1, 2).

Folgende psychische Störungen können auftreten (3):

- Akute Belastungsreaktion (ICD-10: F43.0)
- Posttraumatische Belastungsstörung (ICD-10, F43.1)
- Anpassungsstörung (ICD-10, F43.2).

Die **akute Belastungsreaktion** klingt relativ bald wieder ab und ist selten ein Problem für die psychiatrische Begutachtung. Die **posttraumatische Belastungsstörung** ist gekennzeichnet durch das Wiedererleben des traumatischen Ereignisses, Vermeidung von Stimuli, die mit dem Ereignis in Zusammenhang stehen, Erstarren der allgemeinen Reagibilität und ein erhöhtes Erregungsniveau (5). Für die gutachterliche Beurteilung ist zu fordern, daß ein traumatisches Ereignis, das für fast jeden Menschen belastend wäre und das mit intensiver Angst, Schrecken oder Hilflosigkeit erlebt wird, auch tatsächlich vorgelegen hat. Häufig wird dieses unbedingt erforderliche Eingangsmerkmal gar nicht erörtert, sondern die Gutachter nehmen ausschließlich zur psychopathologischen Symptomatik Stellung, was natürlich falsch ist (3).

Am häufigsten ist unserer Erfahrung nach das Auftreten einer **Anpassungsstörung**, die gekennzeichnet ist durch depressive Symptome, Ängste und somatoforme Störungen. Dies entspricht auch den Ergebnissen einer Literaturrecherche (6). In sehr seltenen Fällen kann es zur Aktualisierung einer neurotischen Störung kommen, die vor dem Unfall in kompensierter Form vorgelegen hat und die durch das Trauma manifestiert werden kann. Eine solche Diagnose ist nur dann gerechtfertigt, wenn bei einer vorgegebenen neurotischen Persönlichkeitsstruktur die Kompensationsmechanismen durch den Unfall erschöpft sind und es nach dem traumatischen Ereignis erstmals zu funktionellen psychischen Symptomen kommt (3).

In Anbetracht der geschilderten vielfältigen Variablen ist die Begutachtung psychogener Störungen nach Unfällen häufig schwierig. Vom psychiatrischen Sachverständigen ist zu verlangen, daß seine Darstellung kriterienorientiert, belegbar und nachvollziehbar sein muß.

Literatur

1. Foerster, K.: Die sogenannte Unfallneurose – ein umstrittener Begriff. Akt. Traumatol. 17, 219-223 (1987)
2. Foerster, K.: Psychiatrische Begutachtung im Sozialrecht. In: Venzlaff, U., Foerster, K. (Hrsg.): Psychiatrische Begutachtung. Fischer, Stuttgart-Jena-New York (1994)
3. Foerster, K.: Neue Grundsätze für die Begutachtung psychischer Traumen. Med. Sachverst. 92, 1-6 (1996)
4. Murer, E., Kind, H., Binder, H.U.: Kriterien zur Beurteilung des adäquaten Kausalzusammenhanges bei erlebnisreaktiven (psychogenen) Störungen nach Unfällen. Schweiz. Z. Sozialvers. berufl. Vors. 37, 121-234 (1993)
5. Saigh, Ph. A. (Hrsg.): Posttraumatische Belastungsstörung. Huber, Bern-Göttingen-Toronto (1995)
6. Schnyder, U., Buddeberg, C.: Psychosocial aspects of accidental injuries – an overview. Langenbecks Arch. Chir. 381, 125-131 (1996)
7. Weis, J., Müller, S., Koch, U.: Psychische Verarbeitung einer Unfallverletzung und ihre Bedeutung für die psychosoziale Rehabilitation. Prax. Klin. Verhaltensmed. Rehab. 22, 118-123 (1993)
8. Winckler, P., Foerster, K.: Zum Problem der "zumutbaren Willensanspannung" in der sozialmedizinischen Begutachtung. Med. Sachverst. 92, 120-124 (1996)

Bilanz einer Tagung über Beschwerden ohne somatischen Befund oder: „von der Lust am Klagen"

G. Ritter

Die Gutachterkommission der Deutschen Gesellschaft für Neurologie hat auf ihrer Frühjahrstagung im Univ.-Klinikum Göttingen Krankheiten auf den Prüfstand genommen, für die es gegenwärtig noch keinen adäquaten somatischen Befund gibt. Zu der Tagung kamen ca. 100 Teilnehmer (was von den Organisatoren als besonderes Interesse an der Thematik gewertet wird). Im folgenden Bericht sollen persönliche Eindrücke und Kommentare zu den Referaten und Diskussionsbemerkungen festgehalten werden.

Das Tagungsthema stand atmosphärisch unter dem Eindruck der Referenten und anwesenden Gutachter, daß man spreche „von der Lust am Klagen" in einer Gesellschaft, die damit wohl – stellvertretend für ihr Unbehagen am Fortschritt – Beschwerden formuliert, für die Suchenwirth in der Literatur das „Prinzessin auf der Erbse-Syndrom" gefunden hat; d. h. bezogen auf das bekannte Märchen, daß in einer Zeit knapper werdender Übel – dank medizinischem Fortschritt – die verbleibenden Leiden kostbar werden, bis schließlich die mit Leidlosigkeit gestrafte Gesellschaft sich nur noch am Verlust dieser Leiden ergötzt und in ihrer Klagsamkeit – nach Verlust adäquater somatischer Befunde – jenen Propheten folgt, die heute dem Drang zur pseudoreligiösen Abkehr von der Alltagsrealität und dem sozialen Ausstieg aus der Gesellschaft das Wort Reden – ganz real verknüpft mit einer epidemisch sich ausbreitenden sozialen Kälte, grassierender Arbeitslosigkeit und daraus resultierender Entwertung traditioneller Richtlinien zur Daseinsbehauptung. Es drängte sich zum Tagungsthema die Frage auf, ob heute mehr geklagt wird, aus nichtigem Anlaß, und wenn ja, warum. Es stellte sich auch die Frage, ob diese Klagsamkeit „typisch deutsch" zu bewerten ist – oder ob es sich um eine ubiquitäre regressive Bewegung in den sozialen Ausstieg handelt (Anm.: um die Antwort in Kürze vorweg zu nehmen, trifft letzteres zu und wird von allen High-Tech-Nationen gemeldet, am Berichtsende soll unter nervenärztlichen Gesichtspunkten noch einmal darauf eingegangen werden).

Suchenwirth verwies darauf, daß manche Krankheiten ohne adäquaten somatischen Befund zum diagnostischen Perfektionismus verführen; gestützt auf apparative Befunde von zweifelhaftem Wert ließen sie alte Krankheitsbilder in neuem Gewand auferstehen, dem Wunsch des Probanden folgend, daß er medizinisch ein besonders schwieriger Fall sei, dem man bisher in seinem sozialen Umfeld nicht die nötige Anerkennung und gesellschaftliche Akzeptanz entgegengebracht habe. Abgesehen von dieser negativen Entwicklung verwies Suchenwirth aber auch auf die großen Fortschritte und begutachtungsrelevanten Erkenntnisse, die aus einem früher fehlenden somatischen Befund eine erklärbare und zum Teil auch therapiefähige Krankheit machten (z. B. bezüglich der Myasthenie, der Polyneuropathien, den Autoimmunerkrankungen etc.).

Wichtig ist auch der Hinweis darauf, daß ein adäquates Psychotrauma und seine Folgen keine Krankheit 2. Klasse sein darf, weil auch die aktuelle Rechtssprechung eine solche Hirarchie verbietet und Gleichbehandlung entschädigungspflichtiger somatischer und psychischer Funktionsstörungen fordert. In der Diskussion dazu wurde frühzeitig ein Mißbehagen der medizinischen Gutachter am derzeitigen juristischen Trend sichtbar, wonach im Zweifelsfalle zugunsten des Anspruchstellers mehr entschädigt werden soll als vertretbar, daß auch hier alte Krankheitsbilder in neuem Gewand wieder auftauchen (gemeint war vor allem die neurotische Persönlichkeitsstörung nach einem entschädigungspflichtigen Ereignis). Man sah den Umriß eines Probanden, der mit sich selbst und seinem sozialen Umfeld hadert, in einer Situation biographischer Instabilität auf ein Trauma mit organischen und/oder psychischen Beschwerden antwortet, die Gelegenheit beim Schopfe nimmt, den sozialen Ausstieg vorbereitet, nach der Maxime „laßt mich in Frieden, zahlt mir die Rente, kränkt mich nicht weiter". Man kann sagen: auch der soziale Aussteiger hat seine Botschaft an uns formuliert, er erlebt sich oft benutzt und halb verbraucht, (anläßlich „zwingender innerbetrieblicher Umstrukturierungen") zum alten Eisen geworfen, d. h. spätestens an dieser Stelle muß angemeldet werden, daß soziale Verantwortung ein bilateraler Vorgang ist.

Körperliche und seelische Schmerzen als nicht objektivierbare Befindensstörung sind die Grundlage für Schmerzensgeldbegutachtungen, wozu Deutsch eingangs darauf verwies, daß die Rechtssprechung das Opfer so nimmt „wie es ist", d. h. Vorschäden dürfen nicht ausgeklammert werden (BGH-Urteil 1996). Das ausgeurteilte Schmerzensgeld soll für den Geschädigten eine Ausgleichs- und Genugtungsfunktion für eine unerlaubte Handlung haben, das Anrecht auf Entschädigung ist vererblich, Richtlinien zur Sache gibt es in sog. Schmerzensgeldtabellen, in denen die laufende Rechtssprechung Berücksichtigung findet. Es sind auch seelische Schäden entschädigungspflichtig, wenn der Beweis, der dagegen spräche, nicht erbracht werden kann. Historisch gesehen ist aus juristischer Sicht das Schmerzensgeld primär ein Anspruch der niederen Stände auf Entschädigung für erlittene Unbill gewesen, d. h. am Anfang dieser Rechtssprechung ging die über viele echte und falsche Leiden klagende Herrschaft, teure Ärzte konsumierend, finanziell leer aus – für heutige Verhältnisse überraschend, weil nach jetzigem Verständnis „die da oben" vor allem für sich selbst sorgen und soziale Verantwortung oft nur Alibifunktion hat, d. h. die Schmerzensgeldrechtsprechung entstammt in ihren feudalistischen Wurzeln einer Zeit, der man gemeinhin soziales Bewußtsein abspricht. Das ursprüngliche Versäumnis wurde aber inzwischen beseitigt: heute definieren Prominentenurteile mit teuren Staranwälten den finanziellen Rahmen, der in Deutschland zur Zeit pro Schaden bei einer ¾ Million DM als Obergrenze gelegen ist – mit steigender Tendenz, weil „amerikanische Verhältnisse" sich auch in der europäischen Rechtsprechung ausbreiten. Der „kleine Mann" profitiert aber wenigstens sekundär vom Geldsegen für die Prominenten, nach der juristischen Maxime „gleiches Recht für alle". Die Schwere des Schadens – die Schadensbereitschaft – entscheidet aus juristischer Sicht, was diese unerlaubte Handlung finanziell wert ist. Der Ermessensspielraum ist für Arzt und Richter beträchtlich, beträchtlich sind auch regionale Unterschiede, weshalb Arzt und Jurist empfohlen wird, daß er sich an den Schmerzensgeldtabellen unter Berücksichtigung der laufenden Rechtsprechung orientiert.

Bezüglich der Schadensbeurteilung wurde in der Diskussion deutlich, daß der Nervenarzt oft zu spät in das Verfahren eingeschaltet wird; gewarnt wurde vor einer „Organifizierung" von Befindensstörungen (Rauschelbach), grundsätzlich wurde der Schaden, den Krankheiten ohne adäquaten Befund verursachen, als sehr hoch festgestellt (Huhn); gewarnt wurde vor falschem Mitleid statt strikter Neutralität und Stellungnahme „sine ira et studio" – denn der Arzt als Gutachter ist nicht Anwalt des Patienten, sondern Gehilfe bei der Erstellung eines Urteils im juristischen Sinne. Die Diskussion machte auch einmal mehr deutlich, daß der Jurist in erster Linie an einer Definition des Schweregrades einer Funktionsstörung interessiert ist, nicht dagegen an einer „150%igen Diagnose", einschließlich sämtlicher Alternativen dazu.

Nach dem Schmerzensgeld wandte man sich grundsätzlich der Begutachtung von Schmerzen zu, von denen berichtet wurde, daß moderne neurophysiologische Techniken auch eine quantitative Erfassung für Begutachtungszwecke gestatten. Für die Schmerzentstehung wurde darauf verwiesen, daß wesentlich ist, ob der periphere Nerv selbst und seine Nervi nervorum, oder das vegetative System bzw. die nervenführenden Organe selbst an das zentrale Nervensystem eine Befindensstörung melden, die dort als Schmerz wahrgenommen wird – hier allerdings dann mit individueller Gewichtung, reichend vom bloßen Unbehagen bis hin zu kolikartigen und chronischen Zuständen von vernichtendem Charakter – und hier stößt man bereits wieder an die Grenze des Meßbaren: der schmerzintolerante (wehleidige) Proband ist frühzeitig am Klagen, d. h. die Erkenntnisse der Neurophysiologie taugen nur für den begutachtungsfreien Raum und können so evtl. Anhaltspunkte für die Interpretation unter rechtlichen Gesichtspunkten liefern. In dieser Situation hilft wenig, „wo der Schuh drückt", das Zentralnervensystem kann auch Falschmeldungen erliegen – und eingebildete Schmerzen führen ins weite Feld der Schmerzpsychopathologie, die sich Maß und Zahl verschließt. Dem Gutachter wird oft wortreich und mit viel Theatralik „der Menschheit ganzer Jammer" vorgestellt – vor der „mater dolorosa" kapitulieren alle apparativen Hilfsmittel, von ihnen im Stich gelassen muß man sich auf seinen ärztlichen Instinkt verlassen (Reiners) – aber im Dickicht der Schmerzanamnese, darauf wurde nachdrücklich verwiesen, gibt es in der Sozial- und Berufsbiographie des Probanden wichtige Signale: das soziale Umfeld reagiert unmedizinisch, aber oft schnell und gnadenlos auf die „schmerzliche Lüge", was individuell sogar kurativen Wert haben kann – der eingebildete Kranke wird identifiziert und seine niedrigen Beweggründe führen zur Sanktion „soziale Ausgrenzung" oder Akzeptanz im Rahmen des Möglichen. Einem möglichen Vorurteil zufolge sind Frauen klagsamer, artikulieren schneller und nachhaltiger Schmerz und Leid, zeigen diesbezüglich aber oft mehr Toleranz als männliche Probanden.

Die schmerzbedingte Leistungsminderung zu beurteilen ist eine „schätzometrische" Aufgabe, die viel Erfahrung und Neutralitätsbewußtsein verlangt. Man wünscht sich künftig dazu Richtlinien und eine einheitliche Sprachregelung (Widder). Die zur Zeit kursierenden Diagnosen, wie z. B. das somatoforme Schmerzsyndrom, die Fibromyalgie, die posttraumatische Belastungsstörung oder das chronische Müdigkeitssyndrom muten an wie alter Wein in neuen Schläuchen, beheimatet an der Grenze zur Simulation (Suchenwirth), verbunden mit einer üppig vegetierenden Literatur unter falscher Flagge. Als eine erste Lösung wird vorgeschlagen, daß man die Richtlinien des ICD 10 dazu beachtet und auf persönliche Neuschöpfungen, wie sie zur Zeit bei Orthopäden, Rheumatologen und Nervenärzten in Mode sind, verzichtet. Bedenkt man die inzwischen bekannt gewordene Zahl der Krankheitsfälle, drängt sich der Eindruck auf, daß hier eine moderne Volksseuche grassiert.

Es wird besonders das Fibromyalgiesyndrom heftig strapaziert, läßt aber noch am deutlichsten eine organische Genese erkennen, die in enger Nachbarschaft zu den Erkrankungen aus dem rheumatischen Formenkreis liegen könnte und kurzfristig die meisten Chancen auf eine organische Aufklärung beinhaltet. Reimers hat bei seiner Schilderung der Klinik des Fibromyalgiesyndroms darauf verwiesen, daß therapeutische Ansätze bisher wenig erfolgversprechend waren, auch die Compliance der Betroffenen schlecht war, weil aus der Diagnose auch ein beachtlicher Krankheitsgewinn resultiert. In der Differentialdiagnose müssen nach Reimers eine Menge chronischer Erkrankungen organischer Genese ausgeschlossen werden, was kostenintensiv ist. Bei Längsschnittuntersuchungen zeigte sich in 5–10 Jahren ein Anpassungs- und Gewöhnungsprozeß, der wahrscheinlich auch auf die fehlende gesellschaftliche Akzeptanz zurückgeht und dazu führt, daß die Klagen allmählich verstummen. Die insgesamt kontrovers geführte Debatte zum Thema Fibromyalgiesyndrom ergab Gewißheit darüber, daß dieses und Artverwandtes großen wirtschaftlichen Schaden verursacht, häufig als Umweltschaden von Selbsthilfegruppen, Medien und ärztlichen Außenseitern aufgebauscht wird, was zur Folge hat, daß der Proband für die Begutachtung meist gut vorbereitet mit den gängigen Hypothesen und sogenannten Lehrmeinungen erscheint, eine feste Vorstellung über die Ursache seines Leidens präsentiert, von dessen Existenz er überzeugt ist; häufig werden dafür zusätzlich noch sog. Falschbehandlungen oder verschwiegene Toxine am Arbeitsplatz angeschuldigt – im Ergebnis werden so Befindensstörungen ohne adäquaten (objektivierbaren) Befund als Massenphänomen zur gesellschaftlichen und politischen Kraftprobe (Huhn).

Aus USA importiert wird zunehmend das „chronic-fatigue-syndrom", eine rätselvolle chronische und komplexe Erschöpfung psychophysischer Art, die unübersehbar eine Verwandtschaft mit dem Fibromyalgiesyndrom zeigt, aber auch in der älteren Literatur kasuistisch schon Erwähnung gefunden hat (auch außerhalb des medizinischen Schrifttums). Die angeschuldigte Noxe muß noch erfunden werden, Umweltschäden, chronischer Streß, auch Virusinfektionen sind in der Diskussion. Während früher psychische Ursachen oder gewerbliche Gifte im Gespräch waren, gewinnt heute die Immunoneuropsychologie an Boden – sie ist sozusagen in vielen Fällen „die Kraft, die Ordnung schafft", auch dem Probanden die organische Gewißheit liefert, die er braucht, um sich gesellschaftlich mit seiner prestigeträchtigen Krankheit inszenieren zu können. Es sollen Frauen häufiger erkranken. Dem Gutachter werden oft mit großem Fanatismus vorgetragene Umweltschäden geschildert, bizarre Vorstellungen, gestützt auf Außenseitermeinungen werden präsentiert, die Probanden verursachen chronisch hohe Kosten durch immer neue organbezogene Diagnostik und eine fragwürdige Messung von Schadstoffkonzentrationen, obwohl es für viele angeschuldigte Noxen noch keine verbindlichen Richtwerte gibt. Man soll gleichwohl die Dinge ernst nehmen und nicht verharmlosen, auch findet man oft die Probanden zum Teil tatsächlich in schlechter psychischer Verfassung vor, aus welchen Gründen auch immer – auffällig ist, daß die Klientel zumeist aus sog. Prestigeberufen stammt, was auf deren besondere berufliche und soziale Problematik hinweist (Nix).

Einem gesundheitlichen Schaden auf der Spur glauben sich die Verfolger des „Multiple Chemical Sensitivity-Syndroms (MCSS)": Altenkirch schilderte dazu, es fehle nach wie vor an Nachweiskriterien i. S. der klassischen Toxikologie; unbeirrt davon würden aber viele Stoffe des heutigen Alltags als Neurotoxine bezeichnet. Die Kontamination soll überwiegend über die Atemluft und die Haut erfolgen, gastrointestinal scheint eine natürliche Schranke zu greifen, was man toxikologisch nachvollziehen könne: in akuten Vergiftungsfällen mit Kohlenwasserstoffen manifestiert sich z. B. dosisabhängig eine polytope Entmarkung peripherer Nerven, unter Einschluß des autonomen Systems, ferner eine Ganglienzellnekrose mit nachfolgender Glianarbe im Zentralnervensystem, dort schwerpunktmäßig im Bereich der Basalganglien und dem Cerebellum, langfristig aber auch kortikal nach Art eines Demenzprozesses. Als Umweltgifte sind neben Holzschutzmitteln vor allem Insektizide in Verruf geraten, besonders die Pyrethroide, die als Entwesungsmittel in Hotels, Schulen und Flugzeugen eingesetzt werden. Da es bis jetzt aber keine verläßlichen toxischen Richtwerte für viele Stoffe gibt, hat man nur wenig Verläßliches, aber viele Hypothesen. Aus diesem Grunde sollte man dort, wo vermeidbar, auf den Einsatz der in Verdacht geratenen Stoffe verzichten, wie es vielfach bereits praktiziert wird.

Eine ähnliche Situation gibt es zum Thema Amalgam, unter dem Irrglauben, daß diese Legierung schrankengängig sei oder zumindest die abgegebene Menge von metallischem Quecksilber die biologischen Schranken überwinde und zu toxischen Dauerschäden führe. An diesem Punkt kann aber die klassische Toxikologie und Arbeitsmedizin seit Jahrhunderten mit sehr genauen Untersuchungen helfen, auch gibt es hierzu verläßliche Richtwerte, die besagen, daß die scheinbar Geschädigten mit ihren vieldeutigen Beschwerden den falschen Propheten Gehör schenken, worauf Aschoff nachdrücklich verwies. Nach seiner Überzeugung ist die Amalgamhypothese wissenschaftlich widerlegt und medizinisch erledigt.

In der Diskussion zeigte sich, daß viele der erwähnten Syndrome auf dem Hintergrund einer biographischen Instabilität zum Zeitpunkt des Unglücksfalles entstehen und in einer klage- und prozeßwilligen Gesellschaft (narzißtisch) ausagiert werden. Es wurde weiter deutlich, daß für die Begutachtung von nicht objektivierbaren Krankheitssymptomen die Neuropsychologie – wie die eingangs erwähnte Neurophysiologie – wenig hilfreich ist, weil sie im Ernstfall versagt, da ja der Proband sich nicht unvoreingenommen und leistungswillig der Diagnostik stellt, d. h. versagt er nicht, dann müßte er dieses seiner eigenen Dummheit zuschreiben. Der Proband verfügt oft auch über multiple Erfahrungen aus Voruntersuchungen, die er gezielt einsetzt (i. S. von Aggravation und Simulation), insofern helfen psychologische Stellungnahmen oft nicht weiter, besonders wenn sie mit Absolutsheitsanspruch schriftlich niedergelegt werden – ein häufiger Ehrgeiz von begutachtungsunerfahrenen Psychologen (Puhlmann, Huhn). Die Problemeingrenzung gelingt noch am besten mit der traditionellen Explorationstechnik unter neurosepsychologischen und sozialbiographischen Gesichtspunkten, abgesichert durch eine Fremdanamnese, die getrennt vom Probanden durchgeführt werden sollte, ohne daß eine vorherige Absprachemöglichkeit besteht (Widder). Angeprochen wurde in der Diskussion auch, daß ärztliche Gesichtspunkte aus der Begutachtungssituation vor der Tür bleiben müssen, Neutralität vor Mitleid geht, Empathie nur in Maßen möglich ist, Einmischung in die Behandlung völlig unterbleiben sollte.

Die Coping-Strategien vieler Probanden deuten nach Suchenwirth nicht selten auf eine Fehlverarbeitung von Schadensereignissen hin, d. h. die narzißtische Kränkung durch das Trauma und ein infantiles Ich treffen sich an der Klagemauer, oft verbunden mit destruktiven Impulsen gegen die eigene Person, bis hin zum sozialen Elend nach langjährig geführtem Rentenkampf. In dieser Situation mit erkennbar suizidalen Tendenzen neigt der echt oder vermeintlich Geschädigte zur Hinwendung an die „falschen Propheten", die man auch in Ärztekreisen findet.

Per Saldo kann man zur Zeit aber noch immer trotz aller Negativerfahrungen als Begutachter dem Gemeinwesen bescheinigen, daß es durch einen Rest von Verantwortung geprägt wird, der allerdings überwiegend auf der älteren und schwächerwerdenden Generation ruht, die traditionell klaglos viel leistet – eindrucksmäßig vermehrt sich die Schar der Demotivierten, die nach der Maxime leben „Sorge für dein Wohlbefinden und ziehe dann weiter zur Schloßallee (modifiziert nach Monopoly)".

Foerster, der neurotische Rentenbewerber über Jahre beobachtete, weiß zu berichten, daß die Prognose ungünstig ist, was immer geschieht, d. h. Umdenken und die Suche nach den Wurzeln dafür ist nötig. Die Begutachtung soll im Kontext der Biographie stehen, die Aussage neutral sein und im gesetzlichen Rahmen liegen. Der Gutachter soll nicht die Begrenzung seines Wissens und Könnens beschönigen oder verschleiern, die Rechtsprechung hat dafür Verständnis, Parteinahme ist strikt zu vermeiden. Man sollte außerhalb des Strafrechts als Gutachter bedenken, daß dem Anspruchsteller die Beweislast obliegt, mißlingt ihm die Beweisführung unter Beachtung moderner medizinischer Diagnostik und laufender Rechtsprechung, dann muß er den Mißerfolg als normales Lebensrisiko für sich verbuchen, das jeden ereilen kann. Der medizinische Gutachter sollte die ihm auferlegte Gehilfenfunktion bei der Feststellung eines medizinischen Problems im Auge behalten, die rechtlichen Folgen hieraus zu formulieren ist nicht seine Aufgabe, insofern kann er emotional unbelastet und „sine ira et studio" seine Arbeit machen – nach bestem Wissen und Gewissen, unparteiisch und vorurteilsfrei (Ritter). Positiv wirkt sich für den Gutachter aus, daß die Rechtsprechung ihm medizinische Entscheidungen auch abnehmen kann, (z. B. die Entschädigung psychischer Folgen nach organischen und/oder seelischen Traumen betreffend).

Wenn Krankheiten ohne adäquaten Befund auf den Prüfstand genommen werden, dann stellt sich dem Berichterstatter die Frage, warum dieses gerade jetzt dringend wurde: als Gutachter steht man im Einklang mit den Auftraggebern, wenn man beobachtet, daß zur Zeit mehr und nachhaltiger aus nichtigem Anlaß geklagt und gelitten wird. Man überlegt wieder, ob dieses nur ein nationales (typisch deutsches) Phänomen ist – oder ob das Unbehagen am Fortschritt sich auch andernorts so manifestiert hat – und was die Ursache dafür sein kann, daß Unzufriedenheit mit den bestehenden Verhältnissen tagtäglich artikuliert wird. Dazu kann vorweg gesagt werden, daß es sich um kein nationales Problem handelt, sondern um eine Sozialisationsstörung, die man weltweit seit einigen Jahren in den Hoch-Technologie-Zivilisationen geortet hat. Aus USA kommt dazu ein Bericht, der die Dinge nervenärzlich analysiert – man spricht von einer infantilen Regression und chronischem Verharren in der Adoleszenz, früher als Einzelerscheinung bekannt und beschrieben, jetzt zu einer Massenbewegung geworden, die sich sozialer Abkehr verschreibt, den traditionellen Eintritt ins Leben verweigert und Verantwortung ablehnt, die über das eigene Wohlergehen hinaus geht. Darum lautet heute für viele „Halberwachsene" der Lebensleitfaden: bereichert Euch und tut nichts dagegen, Arbeit und Verantwortung ist Gift für die Seele, schafft Unbehagen und kostet das Leben. Damit ist die Solidargemeinschaft zur allfälligen Bedienung freigegeben – das goldene Eier legende Huhn wird in Verkennung der sozialen Realität zu Erhaltung von Macht und Müßiggang geschlachtet (im Märchen von einer verarmten Mutter und deren halberwachsenem und dem Nichtstun verpflichteten Sohn). In USA spricht man von einer in den hochtechnisierten Zivilisationen grassierenden Nesthockermentalität mit den typischen Merkmalen von Futterneid, Habgier und Müßiggang, soziale Verantwortung ablehnend. Die angestrebte ewige Jugend führt nie bis an den ödipalen Nestrand, wo es lebensgefährlich wird. Die soziale Ablehnung betrifft alle Mitbürger. Es entwickelt sich ein Einzelgängertum, man spricht von Bildschirm-Eremiten, die sich zeitlebens vom sozialen Netz speisen lassen und sich permanent ihren mehr oder weniger anspruchsvollen Computer- oder Fernsehprogrammen widmen, Kultur und traditionelle Werte ablehnen – nur Unterhaltung und Herstellung von Wohlbehagen in einer „splendid isolation" ist wichtig. Und sporadisch begibt sich die „Fun-Generation" in anonyme Massenveranstaltungen, in denen ein falscher Prophet Erlösung verkündet, der anschließende Fall ist schmerzhaft, muß sofort wieder behoben werden – koste es, was es wolle, d. h. in dieser Situation beginnt die infantile Gesellschaft laut zu klagen, wie der Nesthocker – um im Bild zu bleiben. Man sagt, daß aus der einst vaterlosen inzwischen eine elternlose Gesellschaft wurde, die Altvögel haben sich sozial verabschiedet und proben ihrerseits die infantile Regression, in dem sie ins Klagelied der „Nichterwachsenen" einstimmen, in dem joggende Manager, Turnschuhgreise als spirituelle Wirrköpfe und Sektenführer „den Ton angeben". Seit geraumer Zeit hat man erkannt, daß die neue Form von Bettelei und Ausplünderung sozialer Systeme ein bekämpfenswerter Zustand ist, aber bislang kennt niemand den Weg zum Erfolg, auch von Ärzten kommt keine Hilfe – bisweilen eher Gegenteiliges – wo sie dem Jammern und Klagen ihrer Patienten das Wort reden (öffentlich-rechtlich mit Langzeitkrankschreibung, Entlassung in die Langzeitarbeitslosigkeit und der Empfehlung zum Rentenkampf). Man sagt, wo früher eine Revolution das Ruder einer strandenden Nation herumgerissen hat, beherrscht heute die Abkehr von allen Werten und Normen die Szene, d. h. auch „die Micro-Chip-Gesellschaft" frißt ihre Kinder. Eine Gesellschaft „draußen vor der Tür" (hinter der ödipalen Mauer) kann viel klagen ohne zu leiden – wie die Prinzessin auf der Erbse – am Sinnverlust des Lebens wird deutlich, daß man nicht gebraucht, ausgemustert und abgerüstet wird, definiert als sozialer Abfall ohne Recyclingbedarf. In USA betrachtet man mit Sorge, daß die Stimmung im Lande (wie anderswo) explosiv ist und nach Destruktion drängt, mit dem Ziel „nach uns die Sintflut" (Bley). Damit wird auch eine Gewaltbereitschaft erklärt, die der Gutachter in ritualisierter Form als Rentenkampf kennenlernt.

Die Frage an ihn lautet, soll er gegenlenken und die Solidargemeinschaft vor der Bereichungsmentalität bewahren – oder der Lust am klagvollen Untergang das Wort reden. Da Proband und Gutachter im gleichen Boot sitzen, kann die Antwort nur lauten, daß mit gebotener Neutralität Schadensbegrenzung geboten ist. Daß man in Bälde erfährt, wie es mit einer sozial-destruktiven Gesellschaft weiter gehen soll, ist unwahrscheinlich.

Eine Hoffnung zeichnet sich indessen ab – nach einer soeben veröffentlichten Analyse zum Sozialverhalten Jugendlicher zeigte sich, daß wieder an traditionelle Werte und Normen angeknüpft wird, daß die Nachwuchsgeneration flexibel an die Daseinsbewältigung herangeht, sich aber auch von der etablierten Gesellschaft im Arbeitsleben zurückgewiesen erlebt, was sozial regressiven Tendenzen wieder Vorschub leistet, wenn nicht erkannt wird, daß hier eine Chance der Selbstbesinnung entstanden ist, die leicht und für lange Zeit vertan werden kann. Sofern die Analyse zum Sozialverhalten Jugendlicher einen generellen Trend andeutet, dann scheint die Lust am Klagen aus der Mode zu kommen (Fischer).

Zum Tagungsthema – auf diesem soziologischen Hintergrund – wird mit Suchenwirth abschließend festgehalten, daß die erörterten „Zivilisationskrankheiten" (Fibromyalgie, chronisches Müdigkeitssyndrom, chemische Überempfindlichkeit und Amalgamvergiftung) zur Zeit keine für den neurologischen Gutachter relevante und objektivierbare Funktionsstörungen hergeben, daß es sich vielmehr um Befindensstörungen handelt, die aus neurologischer Sicht nach dem ICD10 unter der Rubrik eingebildete bzw. vorgetäuschte Beeinträchtigungen der Gesundheit ihre Entsprechung fanden. Von dieser Feststellung ist der organisch begründbare Schmerz ausgenommen, der nach einer Verletzung peripherer Nerven oder Gliedmaßen bzw. auf spinaler und zerebraler Ebene manifest wird, sich dann aber auch neurophysiologisch und mittels bildgebender Diagnostik belegen läßt.

Die geschilderten Umstände entheben den Gutachter natürlich nicht von differential-diagnostischen Erwägungen, denn er darf erst am Ende einer gründlichen und organbezogenen Diagnostik die Aussage treffen „ich finde keinen adäquaten somatischen Befund". Zu der Suche danach gehört die moderne Bildgebung (MRT) in besonderem Maße – nicht selten erfährt man über sie, daß die „konversionsneurotische Patientin" mit ihren langjährigen Nackenschmerzen tatsächlich an einem Halsmarktumor leidet – und eben nicht an allerlei beruflichen Schicksalsschlägen oder einer chronischen Ehekrise. Den Gutachter möchte man vor solchen forensischen Blamagen bewahren und deshalb zur gründlichen somatischen Diagnostik animieren, auch wenn der Auftraggeber wegen der damit verbundenen Kosten Unmut zeigt (gute Gutachten sind eben teuer, nur schlechte sind wohlfeil, oft revisionsbedürftig und am Ende teurer). Hat der Gutachter die diagnostische Kaskade organbezogen abgehandelt, steht er zum Schluß vor der schwierigen Aufgabe, sich zum „verbleibenden" psychopatologischen Befund und seinem Krankheitswert zu äußern – und hier besteht die Rechtsprechung aus gutem Grund darauf, daß es keine Krankheiten erster und zweiter Klasse gibt. Man kann vereinfacht zu der Situation abschließend sagen: wer klagt, klagt auch an.

Schlußwort

Die soziokulturell, psychologisch, soziologisch und psychoanalytisch begründbaren Gebrechen unserer heutigen Gesellschaft mit Störung der natürlichen Beziehung zur eigenen Gesundheit, zum eigenen Körper überhaupt, aber auch dem Ausmaß einer gewissen Leistungs- und Verantwortungsverweigerung innerhalb der vorhandenen gesellschaftichen Strukturen, dürfen den Gutachter über das Wesentliche nicht hinwegtäuschen: Er hat es stets mit dem Einzelfall zu tun, für den das „hic et nunc" gilt. Er muß sich also davor hüten, vorschnell Verallgemeinerungen zu treffen oder anzuwenden. Die Situation ist meistens zu komplex für ein Schema, welcher Art auch immer.

Neben tragischen Lebensschicksalen, die sich oft nur mühsam aufspüren lassen und Fällen, bei denen ein echter Krankheitscharakter der geklagten Beschwerden fragwürdig ist, trifft man recht oft Kombinationen mit sowohl als auch-Charakter. Den Stellenwert von Einzelfaktoren herauszuarbeiten ist die schwierige Aufgabe des Gutachters.

Viele Dinge, unter denen ein Proband leidet oder zu leiden glaubt, können nicht mehr im Kontext menschlichen Krankseins – auch bei weitester Auslegung – eingeordnet werden. Hier ist der Gutachter in die Grenzen der medizinischen und auch juristischen Schranken verwiesen, die er respektieren muß. Menschliches Mitgefühl sollte jedoch auch dann bestehen, wenn dem Anliegen des Probanden nicht entsprochen werden kann. Als Arzt ist der Gutachter weder Moralist noch Richter – den Ausschlag für seine gutachtlichen Entscheidungen müssen aber stets die wissenschaftlichen und empirischen Grundlagen des Faches liefern, wie sie in vielen Jahrzehnten erarbeitet wurden.

Abschließend sei allen Referenten und Diskutanten für ihre Bereitschaft gedankt, die Krankheiten auf den Prüfstand zu stellen, die dem Gutachter zur Zeit Sorgen machen.

Literatur

Bley, R.: The sibling society, Addison-Wesley-Press 1996; deutsch bei Kindler-Verlag München 1997: die kindliche Gesellschaft – über die Weigerung erwachsen zu werden.

Fischer, A.: Jugend „97", Zukunftsperspektiven gesellschaftliches Engagement, politische Orientierungen.Verlag Leske u. Budrich, Leverkusen 1997.

Ritter, G., Zusammenarbeit von Richter und Sachverständigem. In: Frank, C. und G. Harrer (Ed.) Der Sachverständige im Strafrecht, Forensia 1, Springer-Verlag Berlin-Heidelberg-New York-London-Paris-Tokyo-Hongkong 1990, S.48-58.

Ritter, G.: u. J. Kramer: Unfallneurose – Rentenneurose, posttraumatic stress disorder (PTSD), perimed-verlag Erlangen 1991.

Register